I0702072

IL PETO LIBERATO

Saggio di società e costume

Prof. Aristide Esplosivo

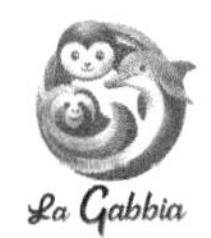

La Gabbia

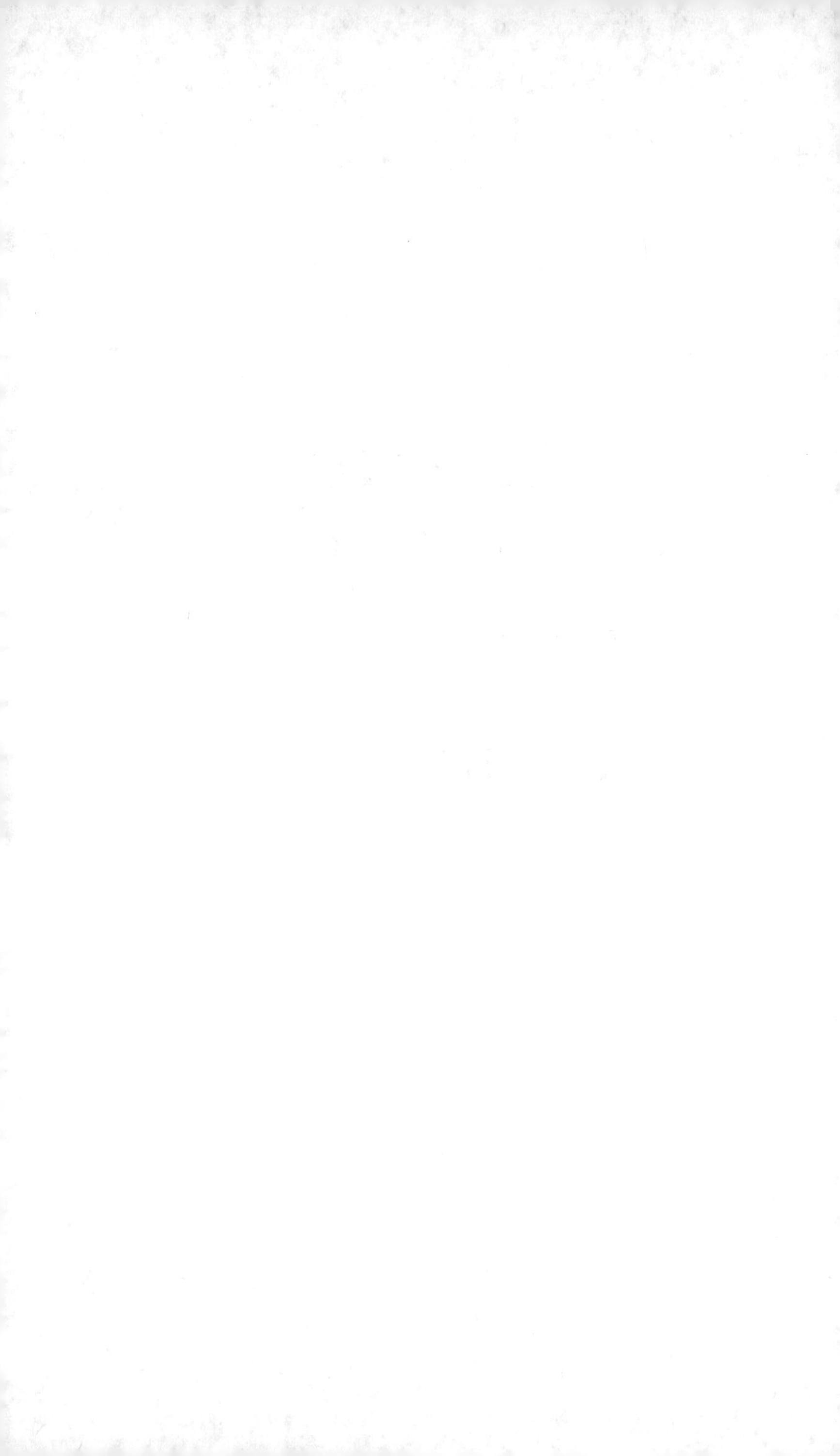

"Quando il culo è avvezzo al peto, non si può tenerlo cheto."

UGO TOGNAZZI

SOMMARIO

INTRODUZIONE

Benvenuti a bordo di questo viaggio anticonformista alla scoperta di uno degli ultimi grandi tabù della nostra società: il peto. Sì, avete letto bene. In un'epoca in cui sembra che tutto sia permesso, c'è ancora un argomento che suscita imbarazzo e tende ad essere relegato nelle stanze chiuse o al massimo sussurrato con la mano davanti alla bocca.

Eppure, il peto è una delle cose più naturali del mondo. Ce lo insegna madre natura: anche gli animali scoreggiano allegramente, senza alcun imbarazzo. Perché noi umani dovremmo vergognarcene? Forse abbiamo paura di rivelare la nostra natura animale? O forse, più semplicemente, l'educazione e le buone maniere ci hanno insegnato che scoreggiare in pubblico è volgare?

Sia come sia, in questo saggio semiserio mi propongo di liberare il peto dalle sue catene e riabilitarlo agli occhi della società. Attraverso un viaggio sagace, ironico e scoppiettante tra scienza, storia, sociologia e costume, cercherò di dimostrare che il peto non è solo un banale fenomeno fisico, ma anche un potente simbolo culturale.

Nel primo capitolo risaliremo alle origini del tabù dello scoreggio, scoprendo che non è sempre stato considerato volgare. Nell'antica Roma, ad esempio, i peti venivano liberamente espulsi durante i banchetti, considerati un segno di apprezzamento per il buon cibo. Sarà l'avvento del cristianesimo a decretarne la cacciata dalla cortesia di tavola.

Successivamente analizzeremo le reazioni suscitate da un peto in pubblico nelle diverse culture del mondo. Scopriremo società permissive e altre più bacchettoni, in un irresistibile giro del mondo in 80 scoregge.

Nei capitoli centrali ci inoltreremo anche tra le pieghe della scienza, scoprendo curiosità chimiche e fisiologiche su questo affascinante (e aromatico) fenomeno. Spiegheremo come si formano i peti, quali sono gli alimenti che li favoriscono e persino come è possibile innescare reazioni a catena tra scoreggiatori incalliti.

Infine, nelle battute conclusive del saggio, cercheremo di immaginare un futuro dove il tabù del peto venga infranto. Una società liberata dove sia possibile scoreggiare alla luce del sole, senza sensi di colpa. Un nuovo Rinascimento dei peti, insomma, dove questi ultimi vengano finalmente apprezzati come forme d'arte effimere.

Insomma, preparatevi a tapparvi il naso e seguitemi in questo insolito viaggio alla riscoperta della nostra natura più istintiva e animale. I vostri sensi (e forse anche il vostro olfatto) ne saranno stravolti!

CAPITOLO I: LA STORIA DELLA PROGRESSIVA DEMONIZZAZIONE DEI PETI

Un viaggio nel tempo (e nell'intestino)

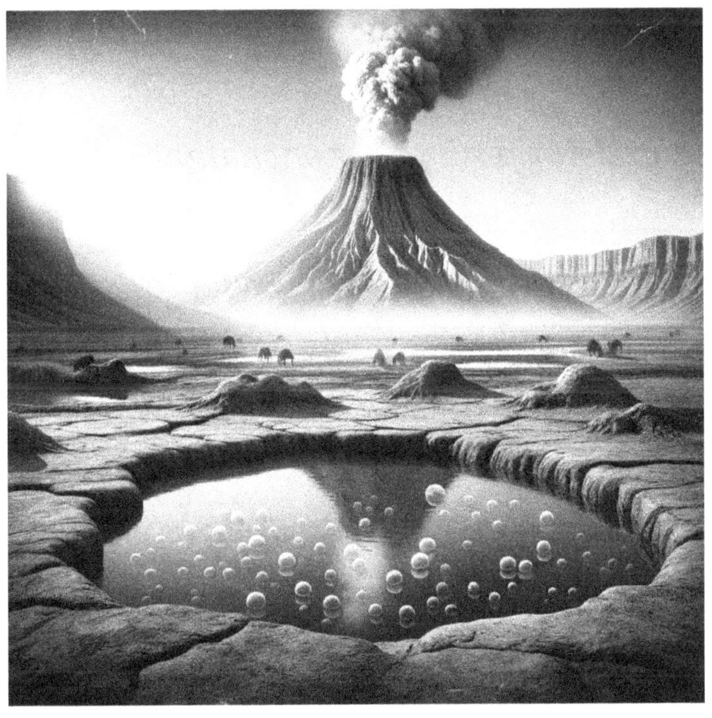

Questo piccolo, spesso inaspettato, suono che scappa dalle nostre parti più imbarazzanti ha viaggiato attraverso i secoli, vivendo un percorso turbolento nella storia umana. Da eroe a reietto, da comico a tabù, il peto ha visto più alti e bassi di una soap opera in prima serata.

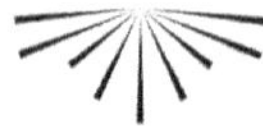

Espansione dell'età dell'innocenza:

La preistoria e il peto nonchalance

Immaginatevi nella preistoria, un'epoca in cui l'abbigliamento era un optional e il peto era un elemento tanto naturale del paesaggio quanto i mammut lanosi. Qui, in questo paradiso rustico, i nostri antenati non avevano né l'invenzione della ruota né quella del filtro sociale. Un peto non era un incidente, ma un evento quotidiano, come il sorgere del sole o il cinguettio di uno pterodattilo (ok, magari non esattamente contemporaneo, ma chi sta contando?).

Immaginate un gruppo di cavernicoli riuniti attorno al fuoco, condividendo storie e... peti. Nessuno si scandalizzava. Nessuno diceva: "Oddio, Grog, ancora?". Era piuttosto: "Ah, Grog, bel tono, pieno, robusto. Che hai mangiato oggi?". La conversazione era speziata con peti come un piatto preistorico con bacche selvatiche.

E le reazioni? Ah, le reazioni erano impagabili! Quando Ugh lasciava partire un peto, non c'erano occhiate di disapprovazione, solo risate e scherzi. "Ugh, hai spaventato via i mammut con quel tuono!" o "Guarda, le foglie degli alberi tremano!". Era un'epoca di semplicità e genuinità, dove il peto era tanto un linguaggio quanto il grugnito.

In questo Eden gassoso, i peti erano un segno di buona salute, un rito di passaggio, persino un simbolo di status. "Hai sentito il peto di Oog? Deve essere il capo della tribù con un peto così maestoso!".

Era un mondo dove il valore di una persona si misurava in decibel e durata del peto, non in like e follower.

E così, nell'età dell'innocenza preistorica, il peto era re. Un re festoso, fragoroso, che regnava sulle lande selvagge senza alcun bisogno di scuse o spiegazioni. Era un'epoca dorata, un tempo in cui il peto era celebrato, apprezzato e, soprattutto, liberamente condiviso.

Quindi, cari lettori, ricordiamoci di questa epoca non solo per i suoi mammut e i suoi disegni rupestri, ma anche per il suo spirito libero e incontenibile. Un tempo in cui il peto non era un motivo di vergogna, ma un motivo di gioia, unione e, soprattutto, di grandi risate.

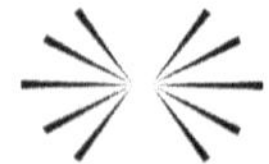

Antichità: I peti nell'era dell'oro greco-romano

Benvenuti nell'antica Grecia e Roma, dove il peto non era solo un fenomeno naturale, ma una forma d'arte. Immaginate il Partenone, ma con eco! Qui, i peti erano considerati con lo stesso rispetto dedicato a un'ode di Omero o a una statua di Zeus.

Durante i banchetti, i peti non erano un mero incidente; erano una performance. Immaginatevi a un simposio greco, circondati da filosofi, guerrieri e poeti. Dopo il terzo calice di vino, la musica inizia... ma non è solo il liuto. "Ecco, una sinfonia di Aristofane!", qualcuno avrebbe esclamato, applaudendo un peto particolarmente sonoro. E il povero Aristofane, rosso in viso, probabilmente avrebbe risposto: "Non è stato il vino, ma la mia profonda riflessione su 'Le Nuvole'!".

E i Romani? Ah, i Romani avevano elevato il peto

a una vera e propria scienza. Ci sono voci non confermate che Cesare stesso tenesse lezioni su come "Veni, Vidi, Vici" potesse essere applicato anche all'arte del peto. "Veni" (arrivo), "Vidi" (mangio), e "Vici" (ecco il risultato!). E non dimentichiamo le terme romane, luoghi di socializzazione, relax e... sì, di eco. Un bel peto in una stanza piena di eco poteva suonare come un annuncio divino. "Ascolta, Giove parla ancora!"

E poi c'era la politica. Immaginate un senatore che, nel mezzo di un discorso infuocato, si lasciasse scappare un peto. Invece di vergogna, sarebbe seguito un applauso. "Che passione, che forza! Questo è un uomo che sta con entrambi i piedi (e le natiche) per terra!". E Marco Aurelio? Probabilmente avrebbe scritto nei suoi "Pensieri": "Il peto è come la vita, breve e fugace, ma il suo impatto può essere eterno".

Nell'antica Grecia e a Roma, il peto quindi era un simbolo di salute, di saggezza e di umorismo. Era un linguaggio universale che univa tutte le classi sociali.

Dal più umile schiavo al più nobile senatore, tutti condividevano questo dono della natura. Allora, la prossima volta che vi ritrovate a petare, ricordatevi che state partecipando a una tradizione antica, una che ha reso il peto non solo accettabile, ma celebrato come un'arte.

Medioevo: L'era del peto peccaminoso e della repressione flatulenta

Il Medioevo, un'epoca di cavalieri, castelli, e, sì, una nuova visione del peto. Con l'ascesa della Chiesa e il suo occhio scrutatore su tutto ciò che era considerato impuro o indecoroso, il peto passò dall'essere una celebrazione a un tabù. I peti, un tempo segnali di buona salute e gioia, divennero simboli di peccato e vergogna. "Non farai peti rumorosi" potrebbe essere stato l'undicesimo comandamento, se solo ci fosse stato spazio sulle tavole di Mosè.

Immaginate le messe medievali. Un silenzio solenne regna, interrotto solo da canti gregoriani e... oh no, non è possibile, un peto! Gli occhi si sgranano, in cerca dei colpevoli. Il povero frate che ha lasciato sfuggire il peto si ritrova a dover fare penitenza per settimane. "Per dieci Ave Maria e cinque Padre Nostro, il tuo peccato sarà perdonato", diceva il prete, cercando di mantenere un viso serio mentre pensava: "Grazie a Dio non è stato un peto 'al canto gregoriano'".

Ma non era solo la Chiesa a guardare storto i peti. I nobili, con le loro maniere raffinate e le loro sale da pranzo imponenti, vedevano il peto come un segno di scarsa educazione. Immaginate un banchetto in un grande castello. Tutti sono seduti, godendosi il cibo, quando all'improvviso, un suono sospetto si fa strada tra le file di nobili e dame. Silenzio. Tutti si guardano. "Forse è stato il cane", suggerisce qualcuno, sperando di deviare l'attenzione dal vero colpevole.

E poi c'erano i tornei. Cavalieri in armatura scintillante, pronti a dimostrare il loro valore. Ma cosa succede se un cavaliere, in piena carica, lascia sfuggire un peto? Un suono metallico che riecheggia attraverso il campo, confondendo sia il cavaliere che il suo destriero. "Un nuovo tipo di guerra psicologica?", si chiedevano gli spettatori, mentre i cavalieri cercavano di mantenere la loro dignità sotto l'armatura vibrante. Il Medioevo trasformò il peto da fenomeno naturale e spesso celebrato in un atto di ribellione contro l'autorità e la decorosità. In un'epoca di oscurantismo e superstizione, il peto divenne un simbolo sotterraneo di resistenza, un modo per l'uomo comune di dire: "Non potete controllare tutto!". E così, in un modo stranamente eroico, il peto continuò a esistere, un piccolo, umido ricordo che, nonostante tutto, siamo tutti umani.

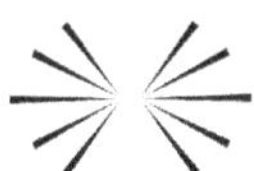

Rinascimento: Il peto in sordina e le soffiate culturali

Il Rinascimento l'epoca gloriosa di Leonardo,

Michelangelo, e dei... peti sussurrati? Sì, signori e signore, nel Rinascimento il peto era come una bella opera d'arte nascosta in una stanza segreta - tutti sapevano che c'era, ma nessuno ne parlava apertamente.

Immaginate Leonardo da Vinci, intento a dipingere la Gioconda. Si concentra sul sorriso enigmatico, quando... "scusate, Mona Lisa, ho esagerato con i fagioli ieri sera". E lei, con quel suo sorriso ambiguo, sembra dire: "Sì, l'ho sentito, ma manterrò il segreto per i prossimi cinquecento anni".

E Michelangelo? Mentre dipingeva la Cappella Sistina, sdraiato sulla sua impalcatura, un peto in quel silenzio sacro avrebbe avuto l'effetto di un tuono divino. Forse è per questo che gli angeli nei suoi affreschi sembrano così sorpresi!

Shakespeare, da parte sua, non si faceva molti scrupoli. Nelle sue commedie, il peto era un ospite di riguardo, un personaggio comico che faceva capolino tra i versi. "Un peto, un peto! Il mio regno per un peto!", avrebbe potuto scrivere, se solo avesse osato. Ma, purtroppo, si dovette accontentare di sottili insinuazioni e doppi sensi.

E che dire delle dame e dei cavalieri? Nei loro sontuosi balli, un peto era più temuto di un passo sbagliato nel valzer. "Signorina, avete appena...?". "Oh, no, signore, deve essere stato il legno del pavimento che scricchiola". E tutti fingevano di credere a quella bugia bianca, mentre l'aroma si diffondeva come un pettegolezzo a corte.

Ma la vera domanda è: i grandi pensatori del Rinascimento riflettevano sui peti? Potete immaginarvi Cartesio nel suo studio, meditando: "Cogito ergo sum... ma se peto, sono più reale?". O Machiavelli, scrivendo "Il Principe", suggerendo che un buon governante dovrebbe saper controllare non solo il suo regno, ma anche i suoi peti.

Sì, il Rinascimento fu un'epoca di grandi scoperte

e splendidi capolavori, ma sotto quella patina di raffinatezza, il peto viveva una vita segreta, un piccolo, umido, fragoroso segreto che tutti condividevano, ma di cui nessuno parlava. Un segreto che, in qualche modo, rendeva tutti più umani, più connessi, e sicuramente un po' più allegri.

L'età moderna: Intrighi flatulenti e feste da tè imperturbabili

L'età moderna, un'era di lustrini, parrucche e peti... assolutamente, categoricamente negati! Questo fu il periodo in cui il peto si trasformò da mero evento biologico a scandalo sociale da evitare a tutti i costi. Dimenticate i duelli all'alba; un peto in un salotto elegante poteva rovinare reputazioni meglio di qualsiasi spada.

Immaginate una festa da tè vittoriana. Tutti sono seduti in un silenzio compostamente britannico, sorseggiando tè con il dito mignolo alzato. La tensione è palpabile, non per la conversazione, ma per la paura collettiva di un peto. Ogni volta che una sedia cigola, tutti si irrigidiscono. "È stata la sedia, vero? Dite che è stata la sedia!"

E i salotti? Luoghi di intrighi, flirt e flatulenze furtive. In questi ambienti, un peto doveva essere eseguito con la stessa precisione e discrezione di un furto di gioielli. Un cavaliere poteva passare ore ad allenarsi: "Come posso farlo senza che nessuno se ne accorga? Forse se accuso il cane..." Ah, i poveri cani, quanti peti hanno dovuto ingiustamente rivendicare come loro!

Nei balli, la situazione era ancora più delicata. Un valzer, una gavotta, e poi... un suono imprevisto. Un cavaliere poteva solo sperare che la musica coprisse il suono, mentre la dama, rossa in viso, si chiedeva se fosse più imbarazzante fermarsi o continuare a danzare in mezzo a una nuvola olfattiva.

E non dimentichiamo la letteratura. Jane Austen potrebbe aver scritto di corteggiamenti e matrimoni, ma quanti peti nascosti ci sono tra le righe di

"Orgoglio e Pregiudizio"? "È un fatto universalmente riconosciuto che un uomo in possesso di un buon intestino deve essere in cerca di un luogo discreto per petare."

Ma forse il vero eroe di questa era fu l'inventore della polvere deodorante per tappeti. "Cospargete questo sul tappeto e nessuno saprà mai dei vostri piccoli incidenti", prometteva. Una rivoluzione nel campo della discrezione flatulenta!

In tutto questo, il peto divenne un'arte segreta, un atto di ribellione contro le rigide norme sociali. Era un modo per ricordare che, non importa quanto siamo eleganti o composti, sotto i nostri abiti di seta e le nostre parrucche incipriate, siamo tutti umani. E a volte, un po' gassosi.

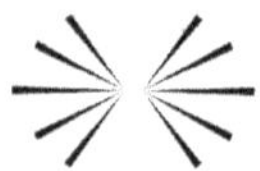

Dove siamo ora?

I giorni nostri, dove il peto vive un'esistenza di ambivalenza digitale. In un'epoca dove un video di un gattino può ricevere milioni di visualizzazioni, il peto si trova a un bivio tra l'essere un meme virale e un tabù sociale persistente.

Pensate ai moderni uffici open space, santuari del silenzio e dell'efficienza. Qui, un peto non è solo un suono, è un evento. Quando qualcuno osa infrangere il sacro silenzio con un "trombettino" improvviso, si scatena una tempesta silenziosa di sguardi accusatori e sorrisi soffocati. "È stato il cuscino della sedia, lo giuro!", si affretta a dire l'audace emittente del suono, mentre i colleghi cercano di mantenere una facciata di professionalità, lottando contro l'irrefrenabile urgenza di ridere.

Nei moderni appuntamenti, il peto si è trasformato in una specie di terzo incomodo. Immaginate una cena romantica, candele, musica dolce, e poi... un peto. Un piccolo, inaspettato suono che trasforma un momento di intimità in una commedia involontaria.

"Era la sedia in cuoio, ti giuro!", si affretta a dire uno dei due, mentre l'altro finge di credere, nascondendo un sorriso. Un vero test di intimità e umorismo.

E che dire dei social media? Qui, il peto vive una seconda giovinezza. Video di peti accidentali diventano virali, suscitando risate e commenti da tutto il mondo. È come se il peto avesse trovato il suo palcoscenico ideale, una sorta di ribalta globale dove può esprimersi in tutta la sua sonora e olfattiva gloria.

In questa era di iper-connettività, il peto è diventato una forma di comunicazione universale, un richiamo alla nostra umanità condivisa. È un promemoria che, nonostante le nostre differenze, ci sono cose che ci uniscono tutti, come un buon vecchio peto.

E così, in un mondo che sembra correre sempre più veloce, forse è il momento di fermarsi un attimo, ridere e apprezzare queste piccole, umoristiche esplosioni di umanità. Perché, in fondo, in un'epoca in cui tutto cambia così rapidamente, il peto rimane un solido, seppur esilarante, pilastro della nostra esistenza. E forse, proprio in questo suo essere così terribilmente umano e così assurdamente divertente, sta il suo più grande incanto.

CAPITOLO II: LA SCIENZA DEI PETI

Un'esplorazione puzzolente dell'anatomia umana

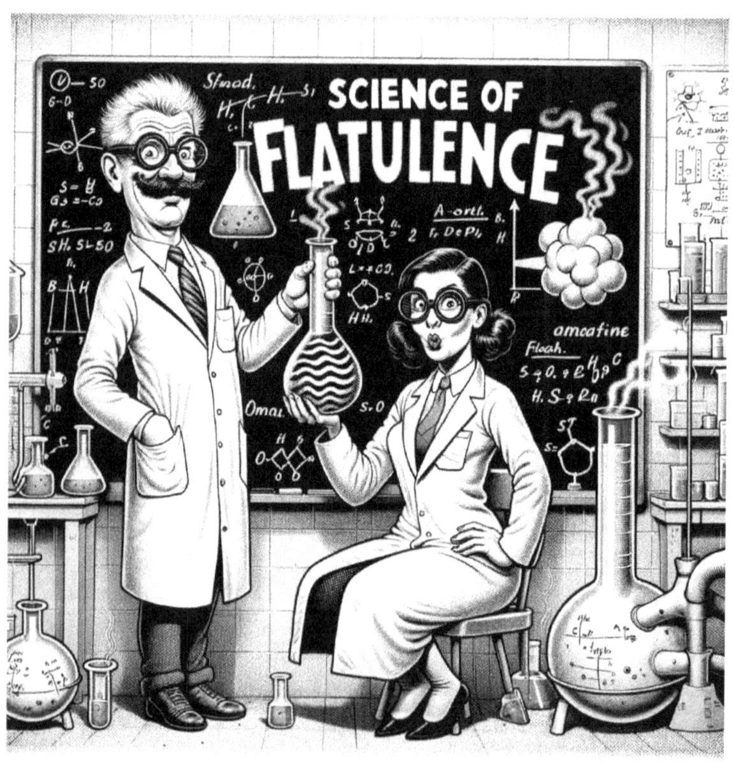

Cerchiamo di essere franchi, chi avrebbe mai pensato che un argomento così... aromatico potesse essere così affascinante? In questo capitolo, esploreremo la complessa alchimia dei peti, dimostrando che, seppure non proprio nobili, sono decisamente gas reali.

Biologia del peto: Una breve lezione di anatomia interna

Diamo una seconda occhiata all'anatomia umana, specificatamente al viaggio epico di un boccone di cibo che, da innocente spuntino, diventa il protagonista di un melodramma intestinale: il peto. Il cibo, dopo essere stato accolto nella bocca con una festa di sapori, intraprende un viaggio attraverso lo scivolo esofageo, ignaro del suo destino rumoreggiante. Arrivato nello stomaco, è accolto da una piscina di acidi e enzimi che lo guardano come un lupo guarda un agnello: "Benvenuto al party, piccolo boccone!"

Il vero spettacolo, però, inizia nell'intestino. Qui, il cibo si trasforma come in una puntata di "Cucine da incubo" versione microscopica. Batteri affamati attaccano quello che resta del pasto, producendo gas come se fossero in una gara di rutti microbici. E questi gas, ah, questi gas! Sono come i partecipanti di una maratona, impazienti di raggiungere il traguardo. Alcuni sono silenziosi e veloci, altri sonori e orgogliosi. Ogni peto è unico, come un'impronta digitale, ma molto più rumorosa e decisamente meno apprezzata.

E poi c'è la questione della pressione. L'intestino diventa una sorta di pentola a pressione sociale, dove i gas si accumulano, cercando una via di fuga. Quando finalmente trovano una via d'uscita, è come la fine di un concerto rock: tutti vogliono uscire allo stesso tempo, provocando quel suono che conosciamo tutti troppo bene.

Ma la vera magia del peto non è solo nel suono, è nell'esperienza. Ogni peto è un racconto di vita, un diario odoroso del nostro passato alimentare. "Ah, ricordo quel formaggio di due giorni fa" o "Ecco le conseguenze di quella scelta audace al buffet messicano". Ogni peto è un piccolo promemoria delle nostre scelte gastronomiche, per quanto possiamo desiderare di dimenticarle.

E così, mentre il nostro eroe gassoso completa il suo viaggio eroico, non possiamo fare a meno di meravigliarci della complessità del nostro corpo. Un organo che può trasformare un innocuo boccone di cibo in una sinfonia (o forse un assolo di tromba) è sicuramente una meraviglia dell'ingegneria biologica. E anche se il risultato finale potrebbe non essere sempre musicalmente gradevole, è senza dubbio una dimostrazione affascinante di ciò che accade dietro le quinte del nostro corpo.

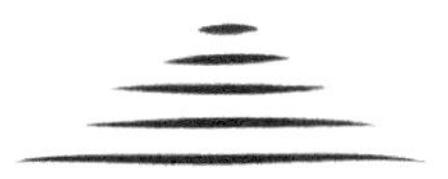

Chimica del peto: Il laboratorio interno e le sue fragranze

Approfondiamo la chimica dei peti, che è più complessa e variegata di una tavola periodica a un raduno di chimici. Ogni peto è un capolavoro di equilibrio chimico, una sinfonia di elementi che potrebbero fare arrossire Mendeleev.

Iniziamo con l'azoto, un gas nobile che, paradossalmente, non aggiunge nobiltà al peto. È come l'extra in un film: c'è, ma nessuno lo nota. Poi c'è l'ossigeno, un elemento che ci piace pensare sia lì solo per sostenere la vita, ma che in realtà si unisce alla festa flatulenta con entusiasmo da adolescente.

L'anidride carbonica gioca un ruolo cruciale. È come lo zucchero in un dolce: non la vedi, ma rende tutto più... frizzante. E poi, come dimenticare il metano, la star dello show, il gas che può trasformare un semplice peto in una torcia umana se accompagnato da una fiamma. "Non provate questo a casa", dovrebbe essere scritto in ogni bagno.

Ma la vera magia, come già accennato, è lo zolfo. È lo zolfo che dà al peto quel tocco di classe, quel bouquet che ti fa dire: "Oh, questo ha un carattere!" Se i peti fossero vini, lo zolfo sarebbe quell'uvaggio raro che dà profondità e complessità. Un sommelier di peti annuserebbe e direbbe: "Sì, sento note di cavolfiore invecchiato e un pizzico di fagioli al pomodoro. Delizioso!"

E non dimentichiamo il contributo dei cibi che mangiamo. Ogni alimento aggiunge la sua nota personale a questo concerto gassoso. Fagioli? Un classico, come Beethoven. Cavoli? Sì, un po' come il jazz, imprevedibile e speziato. E latticini? Oh, sono l'opera lirica dei peti, pieni di drammi e sorprese olfattive.

In questo esilarante laboratorio interno, i peti non sono solo un prodotto di scarto; sono piccoli capolavori di ingegneria chimica, creati dal nostro corpo con una maestria che sorprende e, a volte, sconcerta. Così, mentre vi trovate in presenza di un peto, ricordate: non è solo un suono o un odore. È un fenomeno chimico complesso, un'espressione artistica del nostro corpo, un piccolo miracolo di scienza e natura, anche se... un po' pungente.

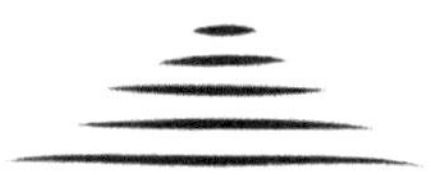

Fisica del peto: Dinamiche di un'esplosione controllata

Proseguiamo nella nostra esplorazione della fisica del peto, un campo di studio che potrebbe rivoluzionare i libri di scienza se solo fosse preso un po' più sul serio. Pensate alla pressione e al volume, le due forze motrici dietro ogni capolavoro flatulento. La fisica del peto è un esercizio di equilibrio: troppa pressione e si rischia un'esplosione sonora degna di un concorso di fuochi d'artificio; troppo poco e si ottiene un mesto sibilo, più un lamento che un annuncio.

La velocità è un altro fattore cruciale. Un peto veloce può sorprendere tutti, incluso il suo autore. "Oh, era quello? Non ho nemmeno avuto il tempo di prepararmi!" D'altra parte, un peto lento e meditato ha tutto il tempo di rivelare la sua complessità, come una lenta e graduale ammissione di colpa. "Sì, è stato me. E allora?"

Ma la fisica del peto non riguarda solo suoni; c'è anche la questione della vibrazione. Ogni peto è una piccola lezione di fisica acustica. La vibrazione delle pareti intestinali, un po' come le corde di un violino, determina il tono del peto. Un peto acuto potrebbe essere paragonato a un solista di flauto, mentre un peto grave è più simile al ruggito di una tuba. E quando le vibrazioni sono giuste, si può persino avere l'illusione di un'armonia flatulenta.

E non dimentichiamo l'impatto ambientale. Un peto

in uno spazio chiuso, come un ascensore o un'auto, è un esperimento di fisica e psicologia. La rapidità con cui si diffonde, la persistenza nell'aria, l'effetto su persone innocenti: tutto ciò fa parte della complessa dinamica di un peto. È una dimostrazione pratica di come il gas si muova in uno spazio confinato, e di come le reazioni umane possano variare da un sorriso complice a un'espressione di totale orrore.

In questo laboratorio fisico ambulante che è il nostro corpo, ogni peto è un esperimento, un evento unico che combina scienza e sorpresa. E mentre noi, come una specie di Einstein dei gas intestinali, navighiamo nella complessità di questa fisica flatulenta, possiamo solo sperare che i nostri esperimenti siano accolti con il giusto mix di umorismo e comprensione. Dopotutto, la fisica del peto, per quanto possa essere imprevedibile e talvolta imbarazzante, è una delle poche verità universali che ci uniscono tutti come esseri umani.

Psicologia del peto: L'impatto emotivo

Deliziamoci nel contemplare la psicologia del peto, quel fenomeno sociale che oscilla tra la tragedia di Shakespeare e la commedia di Aristofane. Il peto, in quanto evento, non è solo un fenomeno fisico: è un intermezzo psicologico che può rivelare più della nostra personalità di quanto potrebbe fare un test di Rorschach.

Pensate a una sala riunioni, carica di tensione e serietà. I grafici proiettati, le fronti corrugate, le parole ponderate. E poi, in un attimo di rilassamento inconsapevole, uno dei presenti libera un peto. La reazione è immediata: alcuni si irrigidiscono come se avessero sentito il rintocco di un orologio del giudizio finale, altri faticano a trattenere le risate, come studenti di liceo durante una lezione di anatomia. Il povero autore del suono si ritrova a navigare in un mare di emozioni: da "Oh no, perché proprio ora?" a "Beh, almeno ho spezzato la tensione!".

E poi ci sono le situazioni familiari, dove il peto assume un ruolo quasi cerimoniale. Immaginate una cena di famiglia, dove il peto del nonno diventa un evento annuale atteso quasi con affetto. "Ah, il nonno ha fatto il suo discorso di Natale!" diventa un momento di unione familiare, una tradizione tanto attesa quanto il tacchino.

Ma la vera magia psicologica del peto si manifesta nelle relazioni intime. Quei primi mesi di una relazione in cui entrambi i partner trattengono i peti come fossero segreti di stato. E poi, quel momento liberatorio, quando un peto sfugge accidentalmente e viene accolto non con disgusto, ma con un sorriso complice. "Hai petato? Siamo ufficialmente al livello successivo della nostra relazione!"

Nei bambini, il peto è un oggetto di gioia pura e non filtrata. Un bambino che scopre per la prima volta la sua capacità di produrre suoni con il proprio corpo è come un piccolo Mozart che scopre il pianoforte. Ogni peto è un concerto, ogni occasione è buona per una performance. E l'ilarità che ne segue è contagiosa, un promemoria che, in fondo, tutti abbiamo un bambino dentro di noi.

In questo mondo di suoni e sensazioni, il peto diventa un microcosmo di umanità, un piccolo ma potente promemoria che, nonostante tutte le nostre complesse emozioni e intricati comportamenti sociali, siamo ancora creature terribilmente umane, capaci di ridere di noi stessi. E in questo ridere di noi stessi, forse, c'è la più profonda saggezza di tutte.

CAPITOLO III: ALIMENTAZIONE E PETI

Un menu esplosivo di delizie gastrointestinali

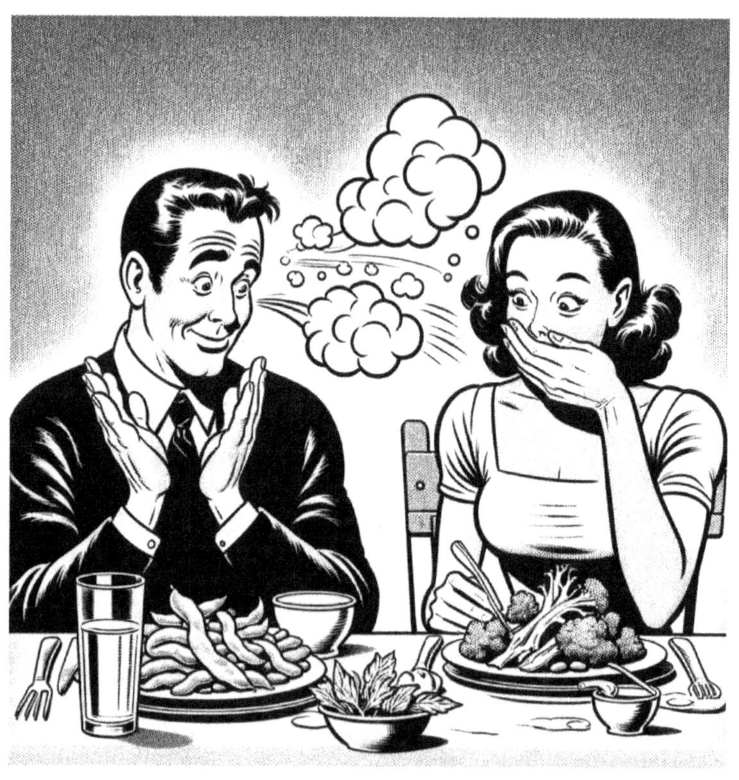

Benvenuti al capitolo che tutti gli intenditori di cibo e peti aspettavano con impazienza: l'alimentazione e i suoi effetti melodiosi sul nostro sistema digestivo. Qui, il binomio cibo-peto viene celebrato in tutto il suo fragoroso splendore.

Immaginate una tavola imbandita, un vero banchetto per gli occhi e il palato. Ogni piatto è un invito non solo a deliziarsi, ma anche a riflettere: "Quale sinfonia creerà questo in me?" Sì, perché ogni cibo ha il suo specifico potenziale flatulento, una sorta di firma autografa nel mondo dei peti.

Il fascino indiscutibile dei legumi

I legumi, quei magnifici produttori di melodie intestinali. Mangiarli è come dirigere un'orchestra nascosta dentro di te, con ogni fagiolo, lenticchia o cece che suona il proprio strumento. Sono come piccoli maestri di cerimonia, organizzando un gala nel vostro stomaco. "Signori e signore, benvenuti al gran ballo dei gas intestinali!"

Ogni volta che ingurgitate un piatto di fagioli, pensate a voi stessi come mecenati dell'arte flatulenta. "Ecco, cari fagioli, fate del vostro meglio!" E loro, rispondono alla chiamata con un entusiasmo degno di una standing ovation. I fagioli sono come i piccoli Pavarotti del mondo dei peti, pronti a esibirsi con passione e potenza.

Le lenticchie, d'altra parte, sono i poeti pensosi del gruppo. Non si affrettano, prendono il loro tempo, componendo la loro aria con cura e attenzione. Quando finalmente si esibiscono, è con una melodia che è tanto sottile quanto sorprendente. "Ah, una lenticchia! Non l'avevo vista arrivare!"

E i ceci? Sono gli improvvisatori jazz del mondo flatulento. Ogni peto è unico, un'espressione creativa del momento. Mangiare hummus è come sedersi in un club jazz, aspettando di vedere che tipo di performance sorprendente avrà luogo. "E ora, signori, un assolo di ceci!"

Ma, cari lettori, non pensate che questo sia solo un gioco di bambini. No, c'è una vera e propria arte nel mangiare legumi. Si tratta di bilanciare gusto e... beh, conseguenze. È una danza delicata, una partita di scacchi gastronomica, dove ogni mossa può portare a una vittoria sonora o a un silenzioso stallo.

Quindi, la prossima volta che vi trovate di fronte a un piatto di legumi, ricordate: state per partecipare a un evento culturale che è tanto antico quanto l'umanità stessa. Un evento che celebra il nostro legame con la natura, con la nostra storia e, sì, con la nostra innata capacità di ridere di noi stessi. Buon divertimento... e forse tenete a portata di mano una finestra aperta!

Crucifere: Le star del palcoscenico intestinale

Le crucifere, quelle nobili dame del regno dei peti! Cavoli, broccoli, cavolfiori, ogni membro di questa famiglia regale porta con sé una dignità e una presenza che potrebbe mettere in ombra persino la regina Elisabetta.

Mangiare un piatto di broccoli è come partecipare a un ballo in maschera della corte reale. Ogni boccone è un invito, un biglietto d'ingresso a un evento di alta classe. "Benvenuti, signori, al Gran Ballo dei Gas Nobili!" E quando questi nobili gas fanno la loro entrata, lo fanno con una raffinatezza che potrebbe far impallidire qualsiasi valzer viennese.

Il cavolo, in particolare, è come un anziano duca che ama il suo porto e i suoi aneddoti. Si siede comodamente nello stomaco, raccontando storie di tempi passati, e poi, con un sorriso malizioso, lascia partire un peto che è come la sua firma - leggermente speziato, sorprendentemente potente, e indubbiamente aristocratico. "Ah, il Duca Cavolo ci delizia ancor una volta!"

E poi c'è il cavolfiore, il dandy del gruppo. Si presenta in maniera impeccabile, seduce con il suo aspetto candido e innocente, ma sotto quella superficie liscia c'è un'anima impertinente pronta a scatenare il caos. Un peto da cavolfiore è come un pettegolezzo alla corte reale - tutti fanno finta di ignorarlo, ma segretamente lo apprezzano per il suo spirito vivace e la sua capacità di scuotere le convenzioni.

E i broccoli sono i giovani ribelli, gli enfant terribles della famiglia. Si presentano alla festa con un'aria di sfida, pronti a rivoluzionare il vecchio ordine flatulento. Un peto da broccoli è un grido di libertà, un rifiuto audace e verde di seguire le regole non scritte del gioco dei peti.

In questo regno di eleganza gassosa, dove ogni verdura porta il proprio stile e carattere, una cena con le crucifere diventa una rappresentazione teatrale, una rappresentazione di classe, stile e un pizzico di ribellione. Così, la prossima volta che vi trovate di fronte a un piatto di queste verdure nobili, ricordatevi: state per partecipare a una performance di alta società, dove il palco è il vostro stomaco e i protagonisti sono pronti a lasciare il loro segno nella storia dei peti. Buon appetito e che lo spettacolo abbia inizio!

Latticini: Una sinfonia lattiginosa

I latticini, questi alchimisti dello stomaco! Per coloro che possono digerirli, sono semplici partecipanti al banchetto gastrointestinale, ma per gli intolleranti al lattosio, diventano direttori d'orchestra di una sinfonia di peti.

Immaginate di gustare un bicchiere di latte o un pezzo di formaggio, innocenti come un agnellino, ma in realtà sono lupi travestiti pronti a scatenare una tempesta nel vostro stomaco. Il latte, con il suo aspetto tranquillo e puro, è come un agente segreto che aspetta il momento giusto per attivare il suo piano di disturbo sonoro.

E il formaggio? Ah, il formaggio è l'aristocrazia dei latticini, un nobiluomo che entra con grazia nel vostro sistema, solo per poi rivelare la sua vera natura ribelle. Un pezzo di formaggio può essere l'inizio di una notte di rivolte intestinali, un'insurrezione lattiginosa che si fa strada con un'audacia che sfida la gravità.

Ma il vero eroe tragico di questo dramma lattiero-gassoso è la panna. La panna, così ricca, così cremosa, e così incredibilmente traditrice. Un dolce al cucchiaio con panna è come un biglietto per un viaggio senza ritorno in un parco divertimenti flatulento. "Benvenuti al Luna Park del Lattosio, tenetevi forte!"

E per gli intolleranti al lattosio, ogni sorso o morso di latticini è un passo verso l'ignoto. "Sarà questa la volta che mi trasformerò in una vuvuzela?" si chiedono, con un misto di trepidazione e curiosità morbosa.

In questa commedia lattiginosa, i latticini non sono solo cibo. Sono complici in una danza di dispetti gastrointestinali, partner in un valzer di venti interni che possono sorprendere, divertire o, nel peggiore dei casi, costringere a una rapida evacuazione della stanza.

Quindi, la prossima volta che vi trovate di fronte a un piatto di latticini, ricordate: state per ingaggiare dei complici in una performance che potrebbe finire con un applauso o con un rapido ritiro strategico. In ogni caso, sarà un'esperienza che non dimenticherete tanto facilmente. Buon divertimento, e magari tenete un diario degli eventi per future risate nostalgiche!

Cibi esotici: Viaggiare con il gusto e... il suono

I cibi esotici, questi seducenti trasformisti del

mondo gastro-acustico! Curry, spezie, aglio - sono come maghi in una fiera medievale, promettendo sensazioni e avventure esotiche, ma senza avvertire del loro piccolo scherzo gasoso.

Mangiare un piatto speziato è come acquistare un biglietto per un'avventura. "Signore e signori, benvenuti sul volo diretto verso la Terra delle Esplosioni Aromatiche!" E quando arrivate, ah, è un festival di colori, sapori e... suoni inaspettati. Il curry non è solo un piatto, è un artista pirotecnico che lavora nell'ombra del vostro stomaco, preparando uno spettacolo che lascerà tutti a bocca aperta (e forse il naso tappato).

E l'aglio? L'aglio è il complice silenzioso, il co-cospiratore. Si nasconde sotto il radar, aggiungendo quel tocco di gusto che tutti amano, ma poi, quando meno te lo aspetti, scatena la sua mossa segreta: un bouquet olfattivo che può trasformare un'auto in una camera di tortura medievale. "Oh, era solo un po' d'aglio nel cibo!", dici, mentre i tuoi compagni di viaggio si domandano se è più sicuro saltare fuori dall'auto in movimento.

E poi ci sono le spezie. Sono le ballerine del ventre del mondo culinario, sinuose e incantevoli. Ti seducono con i loro movimenti e i loro colori, ma sotto quelle vesti luccicanti si nasconde un potere esplosivo. Una cena speziata è come una danza su un vulcano: esotica, emozionante e con la costante possibilità di un'eruzione.

Quindi, quando vi sedete a gustare un piatto esotico, ricordate che state partecipando a un antico rituale, un rito di passaggio che ha segnato generazioni di audaci esploratori gastronomici. Non è solo un pasto, è un viaggio. Un viaggio dove i sapori sono vividi, i ricordi indelebili e le reazioni intestinali... beh, diciamo che sono parte integrante dell'esperienza.

Preparatevi per un'avventura olfattiva e sonora ineguagliabile. Assicuratevi di avere amici comprensivi, o almeno una buona scorta di candele profumate. E ricordate: il mondo delle spezie è un luogo di meraviglia e mistero, dove ogni boccone può essere l'inizio di una storia che vi farà ridere (o piangere) per anni a venire. Buon viaggio nel mondo esotico dei peti!

CAPITOLO IV: ETICHETTA E PETI

Navigare il mare sociale con un ventoso compagno

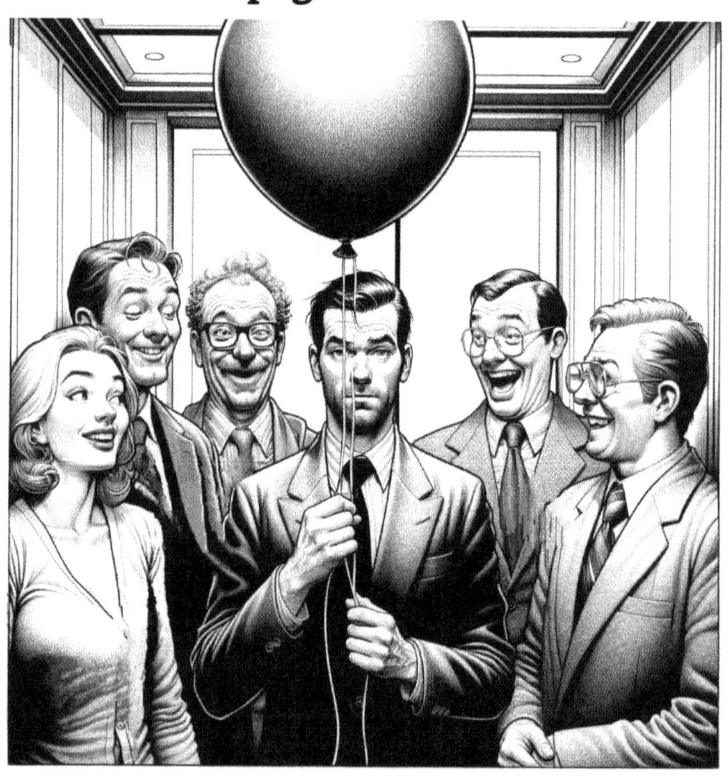

In questo capitolo esploriamo il delicato equilibrio tra etichetta e peti, un tema che potrebbe facilmente riempire un intero volume di "Emily Post: Edizione Flatulenta". Qui, nel sofisticato mondo dell'etichetta, il peto è come quell'ospite non invitato a un matrimonio reale: tutti sanno che è lì, ma nessuno vuole riconoscerlo.

Immaginate di essere a un elegante ricevimento. I camerieri si muovono tra gli ospiti con vassoi di champagne e stuzzichini, mentre conversazioni colte echeggiano nella stanza. E poi, senza alcun preavviso, un peto si fa strada nella conversazione, tagliente come un coltello nel burro. Oh, il terrore! Gli sguardi si incrociano, accusatori e interrogativi. "Chi ha osato sfidare le regole non scritte dell'etichetta con un tale atto di ribellione intestinale?"

Il peto silenzioso ma mortale: Un ninja nelle sale da tè

Approfondiamo il misterioso mondo del peto silenzioso ma mortale, il vero ninja del regno flatulento. Questi peti sono gli agenti segreti della società, muovendosi nell'ombra, lasciando dietro di sé solo confusione e accusatori puntati altrove.

Immaginatevi a un tranquillo incontro di pomeriggio, dove il tè viene servito con eleganza, e i biscotti si inzuppano con grazia. Il dialogo è raffinato, le risate controllate. E improvvisamente, senza alcun preavviso, l'aria cambia. Un peto silenzioso ma mortale ha fatto la sua mossa. È come un fantasma gastrico, si fa sentire ma non si vede.

Gli ospiti iniziano a guardarsi l'un l'altro con un misto di sospetto e di paura. "Sarà stato il Barone? O forse Lady Penelope?" Nessuno osa accusare apertamente, ma i sospetti volano come foglie in un giorno ventoso. Il peto diventa l'argomento non detto della conversazione, un mistero più intrigante di qualsiasi pettegolezzo da salotto.

E il vero autore? Seduto in silenzio, con un sorriso enigmatico. È un maestro dell'inganno, un Houdini dei gas intestinali. Ha lanciato il suo incantesimo olfattivo e ora osserva l'effetto delle sue azioni, godendosi il caos sottile che ha creato.

Ma la vera arte del peto silenzioso ma mortale non è solo nella sua esecuzione; è nella sua negazione. Un vero professionista non solo rilascia il gas con precisione chirurgica, ma mantiene anche un'aria di innocenza impenetrabile. "Un odore, dite? Non ho notato nulla. Forse è il profumo delle rose nel giardino."

In questo elegante balletto di naso e sospetto, il peto silenzioso ma mortale regna sovrano. È un segreto sussurrato, un enigma avvolto in un mistero, e forse, solo forse, il più grande scherzo mai giocato dal corpo umano alla società. Quindi, ricordate, la prossima volta che vi trovate in una situazione simile, potreste essere in presenza di un maestro dell'arte flatulenta. O forse, solo forse, quel maestro potreste essere voi.

Peti in aereo: Un volo turbolento di emozioni e aromi

Vediamo più da vicino il fenomeno dei peti in aereo, un'esperienza che unisce l'umanità in un modo che nessuna compagnia aerea oserebbe mai ammettere. A 10.000 metri d'altitudine, ogni peto diventa un evento comunitario, un'esperienza condivisa che trasforma uno scompartimento aereo in un melting pot olfattivo.

Immaginate di essere seduti comodamente, la cintura allacciata, mentre il carrello delle bevande si avvicina. Tutto sembra tranquillo, fino a quando... ecco che arriva un intruso invisibile. Un peto si fa strada tra le file, lasciando dietro di sé un sentiero di sguardi sorpresi e mascherine ossigeno prese in considerazione.

I passeggeri si trasformano in detective dilettanti, cercando di scoprire chi, tra loro, ha osato sfidare le leggi non scritte dell'etichetta aerea. "È stato il signore in 12C? O forse la signora con il cappello eccentrico in 9A?" Gli sguardi si incrociano, accusatori, ma nessuno confessa. In fondo, a chi piacerebbe essere ricordato come l'artefice di un peto a 10.000 metri?

E poi c'è il dilemma del passeggero silenzioso ma colpevole. Seduto lì, con un libro in mano, facendo finta di nulla. È un agente segreto del mondo dei peti, un maestro dell'arte dell'inganno flatulento. Con un sorriso sornione nascosto dietro a una rivista di bordo, osserva il caos olfattivo che ha scatenato, divertito dal suo piccolo scherzo ad alta quota.

Ma non è tutto. L'aereo diventa un laboratorio di studi sociali. Osservare le reazioni dei passeggeri a un peto è come guardare un documentario sulla natura umana. C'è il negatore, che agita la mano davanti al naso come se stesse scacciando una mosca fastidiosa. Il rassegnato, che sospira e si affonda più nel sedile. E, naturalmente, il bambino, che ride a crepapelle, celebrando l'evento con una gioia incontaminata.

In questo ambiente pressurizzato, il peto non è solo un fenomeno fisico; è un esperimento sociale, un catalizzatore di emozioni e reazioni. È la prova che, anche nei cieli, legati da cinture di sicurezza e protocolli, non possiamo sfuggire alla nostra essenza più terrena.

Quindi, la prossima volta che vi trovate in volo, ricordate che il peto aereo non è solo un disagio temporaneo; è una lezione di umiltà, un promemoria che, non importa quanto in alto voliamo, siamo sempre legati dalle stesse, umoristiche leggi della natura. E in quel momento, forse, troverete il coraggio di sorridere, riconoscendo che, in fondo, siamo tutti nella stessa, odorosa barca... o meglio, aereo.

◀ ▲ ▶

Etichetta a tavola: La danza delicata tra piatti e peti

La cena, quel momento conviviale dove il peto si trasforma in un ballerino di flamenco su un campo di cristallo. Ogni ospite è un potenziale torero, sfidando il destino con ogni boccone. Un'altra porzione lasagna, per favore, e che la sfida abbia inizio!"

Immaginate la scena: una tavola imbandita, candele che tremolano, posate che scintillano. Gli ospiti conversano con garbo, mentre sotto il tavolo, un dramma silenzioso si svolge. Stomaci si contraggono, gas si accumulano, una tempesta si prepara sotto la superficie della bon ton. "È una cena deliziosa, veramente. Mi scuso, il mio stomaco sembra applaudire in accordo."

Poi arriva quel momento critico, quel punto di non ritorno. Un ospite, forse troppo audace con il suo consumo di cavolfiore, sente l'impellente chiamata della natura. Un dilemma si presenta: rischiare una fuga sonora o tentare un rilascio furtivo? È una scelta che richiede l'abilità di un mago e la discrezione di un agente segreto.

E quando il peto si fa strada, silenzioso ma efficace,

inizia un balletto di sguardi e di naso arricciati. "Cosa sarà mai quel profumo intrigante? Non ricordo di aver ordinato eau de Bruxelles." Gli ospiti guardano l'un l'altro, un mix di sospetto e di ammirazione per il colpevole, che mantiene un'espressione di placida innocenza. "Oh, deve essere il profumo delle candele. Sì, certamente, le candele."

E non dimentichiamo il povero padrone di casa, che si dibatte tra l'essere un ospite gentile e il desiderio di aprire tutte le finestre. "Tutto va bene? Avete bisogno di qualcosa? Aria, forse?" Ma la diplomazia prevale, e la danza continua, un valzer di piatti, parole, e peti non confessati.

In questo elegante teatro di guerra gastronomico, ogni cena diventa una partita a scacchi olfattiva. Un gioco di strategia, furbizia e un pizzico di coraggio. Perché, alla fine, la cena non è solo un incontro di sapori e amicizie; è anche un campo di prova per l'arte del peto, dove solo i più astuti, o i più fortunati, escono indenni. Buon appetito e, soprattutto, buona fortuna!

◂ ▲ ▸

Il peto nel mondo come gesto sociale

Faremo un giro del mondo in 80 scoreggie, esplorando gli atteggiamenti e le reazioni suscitate dai peti nelle diverse culture ed etnie che popolano il nostro pianeta.

Cominciamo dall'Asia, dove troviamo alcune delle società più tolleranti nei confronti dei peti. In Thailandia, ad esempio, scoreggiare è considerato un segno di apprezzamento dopo un buon pasto, proprio come lo era nell'antica Roma! Anche in Cina vige una certa rilassatezza sul tema: lasciar andare qualche scoreggia in compagnia è visto come un gesto di naturale confidenza.

Ben diverso l'atteggiamento in Giappone, patria della compostezza: qui un peto accidentale può ancora causare tremendo imbarazzo. Chi scoreggia rischia di doversi inchinare scusandosi profusamente, tra il divertimento sommesso dei presenti.

In Africa troviamo la popolazione Hadza della Tanzania, per la quale i peti sono considerati un saluto cortese tanto quanto una stretta di mano. Più in generale tra le tribù africane, data la dieta molto ricca di vegetali, scoreggiare è un evento così frequente e normale che quasi non ci si fa più caso.

Interessante notare come la diffusione dei social media e in particolare dell'emoticon scoreggiante abbia lentamente eroso il tabù del peto anche in società tradizionalmente più inibite, come l'India. La possibilità di scoreggiare online sta lentamente legittimando il farlo anche di persona.

Passando al mondo arabo, troviamo reazioni contrastanti: mentre in alcune zone rurali scoreggiare rimane un gesto accettato, nelle aree più conservatrici ed urbanizzate è visto come una grave mancanza di rispetto ed educazione. La diffusione dell'Islam rigorista non ha giovato alla causa della liberazione del peto.

L'Occidente, patria storica del pudore in materia di scoregge, mostra i primi segni di apertura e rilassamento. Conversazioni scherzose sui "peti da quarantena" hanno contribuito a rompere un ultimo tabù. Segnali positivi che il vento sta cambiando anche da noi!

Come avete potuto notare cari lettori, abbiamo società dove i peti vengono ancora liberamente rilasciati come fossero indistinguibili sospiri d'aria, ed altre dove provocano ancora shock e orrore. Ma la tendenza globale sembra quella di una graduale accettazione. Un futuro scoreggiante ci aspetta!

CAPITOLO V: GESTIONE DEI PETI INDESIDERATI

Strategie di sopravvivenza in società

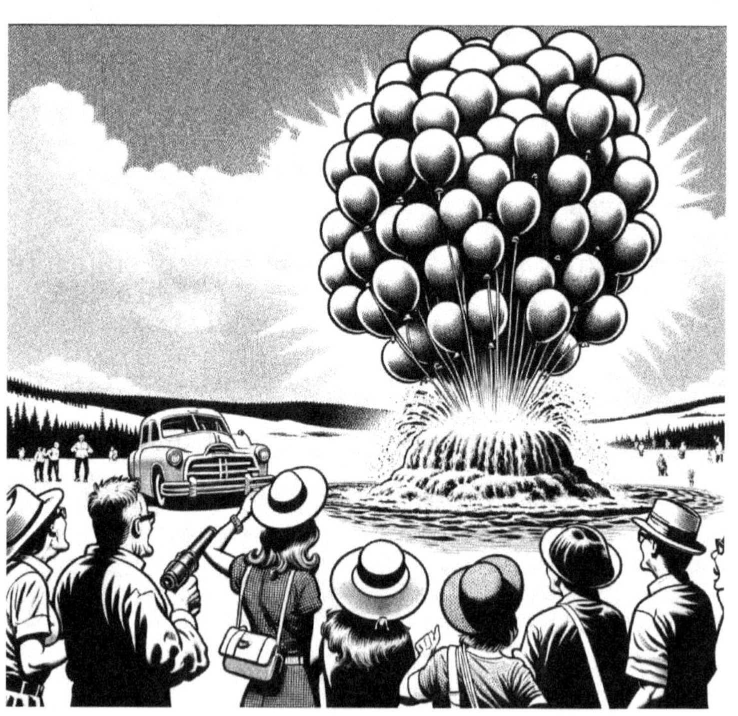

Eccoci arrivati al capitolo che tutti temevano ma segretamente attendevano: la gestione di quel peto ribelle che decide di fare la sua comparsa nei momenti meno opportuni. Sì, stiamo parlando di quel caro, vecchio amico che sceglie il silenzio di una biblioteca, un incontro d'affari, o, Dio non voglia, un primo appuntamento per fare il suo grande ingresso.

Immaginate: siete lì, sereni, forse troppo rilassati, quando all'improvviso il corpo decide di suonare la tromba senza il vostro consenso. Un suono che risuona con la delicatezza di un elefante in una cristalleria. Gli occhi si spalancano, i visi si girano. È come se il tempo si fermasse e tutti i riflettori si accendessero su di voi.

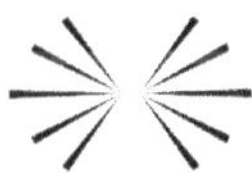

Tecniche di distrazione: L'arte del disinganno

L'arte della distrazione, in effetti, è una tattica degna di un mago in scena. Un peto involontario? Nessun problema! È il momento perfetto per iniziare una discussione appassionata su argomenti assolutamente non correlati. "Ma parliamo dei vantaggi della fotosintesi artificiale. Avete idea di quanto sia affascinante?" E mentre tutti sono impegnati a cercare di capire di cosa diavolo stiate parlando, il ricordo del peto svanisce più velocemente del vostro imbarazzo.

Un'altra tecnica è l'uso sapiente del movimento. Questa richiede tempismo e agilità degne di un ballerino. Sentite che un peto sta per fare la sua comparsa? Ecco l'occasione perfetta per mostrare il vostro interesse per l'arte contemporanea appesa all'altro capo della stanza. "Oh, guardate quel quadro! Non vi sembra che esprima la tumultuosa natura dell'esistenza umana?" E mentre gli ospiti si affrettano a seguirvi, lasciate dietro di voi il ricordo del peto, ormai un lontano eco.

Ma non è tutto. Potete anche trasformare un peto in una dimostrazione pratica durante una discussione sulla salute. "Ecco un esempio pratico di come il nostro sistema digestivo gestisce certi alimenti. Affascinante, non trovate?" Chi avrebbe mai pensato che un peto potesse diventare un momento educativo?

E poi c'è la tattica dell'autoironia. Un peto è scappato? Trasformatelo in un aneddoto divertente. "Sapete, questo mi ricorda la volta in cui..." e improvvisamente, siete il narratore più affascinante della serata, trasformando un momento di imbarazzo in una storia da raccontare.

Come avete avuto occasione di notare, le tecniche di distrazione offrono un vasto repertorio di soluzioni per gestire i peti indesiderati. Che si tratti di diventare improvvisamente un esperto di argomenti casuali o di sfruttare il peto come spunto didattico, l'importante è mantenere la calma e la presenza di spirito. Alla fine, potreste scoprire che un peto non è solo un incidente, ma un'opportunità per mostrare il vostro ingegno e il vostro senso dell'umorismo. E ricordate: in una società che si prende troppo sul serio, un peto può essere proprio ciò che ci vuole per alleggerire l'atmosfera!

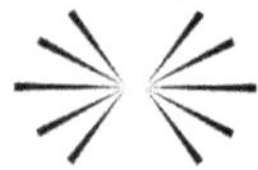

Il peto come strumento di socializzazione

Il peto come strumento di socializzazione è un concetto che meriterebbe di essere insegnato nelle scuole di buone maniere, se solo avessero il coraggio di affrontare l'argomento. In un gruppo di amici stretti, un peto può diventare un vero e proprio sigillo di amicizia, una sorta di battesimo sonoro che dice: "Ecco, sono uno di voi ora."

Immaginate una serata tra amici, magari durante una partita di carte o una maratona di film.

L'atmosfera è rilassata, le risate sono frequenti e poi, improvvisamente, uno dei presenti decide di aggiungere una colonna sonora non richiesta. Invece di imbarazzo, ciò che segue è un'esplosione di risate. "Ecco, abbiamo ufficialmente raggiunto un nuovo livello di intimità!"

E poi ci sono i soprannomi affettuosi che inevitabilmente seguono. "Da ora in poi, ti chiameremo 'Trombetta'." È un momento di legame, una storia che verrà raccontata e ritrasmessa in incontri futuri. "Ricordate quella volta in cui Trombetta ha dato il via alla serata con un assolo?"

Un peto tra amici può anche diventare un gioco competitivo, una sorta di gara di talenti. "Ah, pensi di poter fare meglio? Sfida accettata!" Questa, naturalmente, è una strada percorribile solo per i più audaci e per gli stomaci più forti, ma indubbiamente porta a momenti indimenticabili (anche se alcuni potrebbero desiderare di dimenticarli).

Inoltre, un peto può diventare un motivo per condividere consigli di vita e di alimentazione. "Hai considerato di mangiare più zenzero?" o "Forse è ora di dare un'occhiata a quella dieta detox di cui tutti parlano." Vedi? Un peto non è solo un peto, è un'opportunità per prendersi cura gli uni degli altri.

In questo scenario sociale, il peto si trasforma da semplice funzione biologica a vero e proprio strumento di unione, un linguaggio non verbale che dice: "Sì, siamo amici. Sì, ci conosciamo così bene. E sì, possiamo ridere insieme di tutto, anche di un peto." E in quel momento, in quella risata condivisa, si realizza che forse, solo forse, i peti sono uno dei segreti non detti per una vera amicizia duratura.

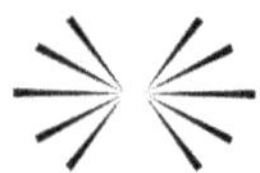

Quando tutto il resto fallisce: Affrontare con coraggio

La tattica dell'autoironia nel maneggiare un peto è come avere un asso nella manica in una partita di poker sociale. Un peto è scappato? Nessun problema, trasformatelo in un monologo da cabaret. "Ecco, signore e signori, il mio contributo alla conversazione. Chi dice che non posso essere multitasking?"

Questo approccio trasforma un momento potenzialmente mortificante in un'esibizione di self-confidence e spirito. È come dire: "Sì, ho petato. E allora? Sono umano, sono reale, e ho un grande senso dell'umorismo." E improvvisamente, siete l'eroe della situazione, un maestro dell'autoderisione.

Potreste persino spingervi a narrare aneddoti correlati, creando un racconto epico intorno al peto. "Questa non è la prima volta che accade. Lasciatemi raccontarvi del Grande Incidente di Peto del 2005." Le risate che ne seguono non solo alleggeriscono l'atmosfera, ma elevano il vostro status sociale da possibile reietto a leggenda della festa.

E poi c'è l'arte di trasformare il peto in un momento didattico. "Sapete, questo ci dà l'opportunità di parlare dell'importanza di una dieta equilibrata. Chi avrebbe mai pensato che un semplice peto potesse essere così educativo?"

Inoltre, l'autoironia può anche aprire la strada a nuove connessioni. "Chi di noi non ha mai avuto un momento imbarazzante come questo? Condividiamo storie!" E voilà, il peto diventa il punto di partenza per una serata di racconti umoristici e momenti di unione.

In questo modo, il peto trasformato in autoironia diventa non solo un modo per gestire l'imbarazzo, ma un vero e proprio strumento di charme sociale. È un invito a ridere insieme, a condividere le nostre imperfezioni e a celebrare la nostra umanità. E, in fondo, non è forse questo il segreto di ogni grande serata?

CAPITOLO VI:
FILOSOFIA DEI PETI

Riflessioni profonde e aromi penetranti

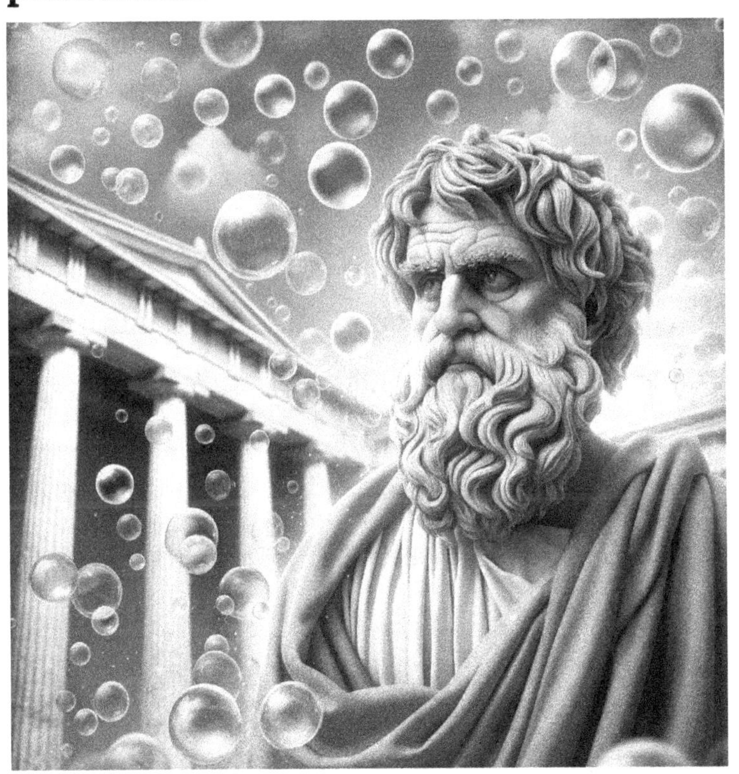

In questo capitolo, ci immergiamo nel mondo meno esplorato ma incredibilmente profondo della filosofia dei peti. Sì, cari lettori, anche i peti hanno una loro dignità filosofica, e i grandi pensatori della storia non hanno potuto fare a meno di considerarli, anche se, si sospetta, con una mano delicatamente posta sul naso.

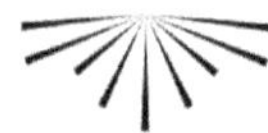

Platone e l'iperuranio dei rutti

Immaginate Platone, con la sua tunica fluttuante, immerso in un acceso dibattito sull'essenza delle cose, quando un peto si fa strada tra le colonne dell'Accademia. Gli studenti cercano di mantenere una faccia seria, ma l'aria si carica di un'urgente domanda filosofica. "Maestro, questo peto, è un esempio di forma ideale o una mera ombra sulla parete della nostra caverna corporea?"

Platone, mai colto alla sprovvista, solleva il sopracciglio e, con un mezzo sorriso, risponde: "Ah, miei giovani discepoli, il peto ci sfida a esplorare la natura della realtà. Forse ciò che udiamo è solo l'eco di un'idea più elevata, un fragrante ricordo delle forme perfette che abitano il mondo delle idee."

Uno studente, con un coraggio degno di un filosofo, osa una domanda: "Maestro, potrebbe il peto essere la nostra via per comprendere la verità? Un modo per 'sentire' oltre il mondo sensibile?" Platone, contemplando il cielo, risponde: "Forse, in ogni peto c'è una lezione. Un promemoria che, anche nel più elevato dei pensieri, non dobbiamo mai dimenticare la nostra fondamentale umanità."

E così, nel mezzo dell'Accademia, un peto diventa oggetto di un profondo esame filosofico. Un simbolo del conflitto tra il mondo ideale e quello reale, tra l'aspirazione all'alto e la realtà del basso. I discepoli si allontanano, meditando sulle parole del maestro, forse con un nuovo rispetto per le piccole, ma significative, funzioni del corpo umano.

In questo modo, Platone, con un semplice peto, eleva il dibattito filosofico a nuove, inaspettate altezze, dimostrando che anche i fenomeni più terreni possono ispirare domande sulle verità più elevate. E i suoi studenti, con un nuovo senso di meraviglia, si rendono conto che la filosofia non è solo nelle stelle, ma a volte anche un po' più vicina a terra.

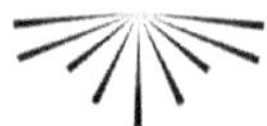

Aristotele la forma e la sostanza della scorreggia

Aristotele, con la sua abituale saggezza, avrebbe sicuramente avuto un approccio sistematico al peto. "Vedete, miei cari studenti," avrebbe iniziato, con un tono che trasuda logica e razionalità, "il peto è un perfetto esempio della mia dottrina delle quattro cause."

Uno studente, audacemente incuriosito, avrebbe chiesto: "Maestro, potreste elaborare?" E Aristotele, mai uno a evitare una sfida intellettuale, avrebbe risposto: "Certamente! Consideriamo la causa materiale del peto. È, in fondo, il risultato di una notevole alchimia gastronomica. Un mix di legumi, cavolo, forse un po' di vino vecchio - questi sono i mattoni fondamentali del peto."

Poi, passando alla causa formale, avrebbe continuato: "La struttura del peto, la sua essenza, è determinata dalla composizione dei gas e dalla loro interazione con il nostro sistema digestivo. È un intricato balletto di chimica e biologia."

E poi, con un sorriso sornione, Aristotele si sarebbe concentrato sulla causa efficiente: "Il meccanismo del peto, il processo stesso, è un'esemplificazione della fisica in azione. La pressione, il movimento - ogni peto è una lezione di fisica pratica, un esperimento vivo nella meccanica dei fluidi corporei."

Infine, arrivando alla causa finale, il grande filosofo avrebbe concluso: "Il fine ultimo del peto, il suo scopo, potrebbe sembrare oscuro. Ma in realtà, è semplice. Serve a ricordarci che, nonostante tutta la nostra complessità e raffinatezza, siamo ancora creature di carne e ossa, soggette alle leggi della natura. O, in termini più umili, ci ricorda che a volte è meglio non prendersi troppo sul serio."

Gli studenti, riflettendo su queste parole, avrebbero lasciato l'aula con un nuovo senso di stupore filosofico, forse sentendosi un po' più connessi con la loro stessa umanità. Aristotele, nel frattempo, sarebbe tornato ai suoi scritti, soddisfatto di aver dimostrato ancora una volta che anche i fenomeni più umili possono essere soggetti di grande pensiero. E così, il peto, da semplice funzione biologica, era stato trasformato in un oggetto di profonda contemplazione filosofica.

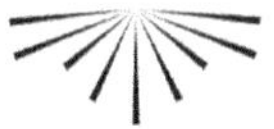

Cartesio "Peto, ergo sum."

Cartesio, seduto nella sua stanza, contemplando la natura della realtà e dell'esistenza, avrebbe sicuramente avuto una rivelazione flatulenta. "Cogito, ergo sum," dichiara solennemente, ma poi, con un lieve sollevamento di sopracciglio e un sorriso malizioso, aggiunge: "Peto, ergo sum."

Questa aggiunta sarebbe stata una svolta nella storia della filosofia. "Se peto, allora con assoluta certezza esisto," avrebbe ragionato Cartesio. "Nessun demone ingannatore potrebbe convincermi del contrario, perché il peto è un'esperienza così diretta, così immediata, così indiscutibilmente reale, che la sua stessa esistenza conferma la mia."

Immaginate gli studenti di filosofia, per secoli a venire, che si interrogano su questa profonda verità.

"Maestro, cosa intende Cartesio quando afferma 'Peto, ergo sum'?" E i professori, con un sorriso comprensivo, risponderebbero: "Cari studenti, Cartesio ci insegna che l'esistenza umana è radicata non solo nel pensiero, ma anche in esperienze molto più terrene e, oserei dire, rumorose."

Inoltre, Cartesio potrebbe aver utilizzato il peto come prova ultima contro il solipsismo. "Se solo io esistessi, chi altro potrebbe percepire il mio peto in tutta la sua gloria sonora e olfattiva? Di certo, un tale fenomeno richiede un pubblico, un riconoscimento esterno. Pertanto, non solo io esisto, ma anche gli altri devono esistere per condividere in questa esperienza universale."

E così, Cartesio, con un semplice ma potente aggiunta al suo famoso detto, avrebbe gettato nuova luce sulla filosofia, dimostrando che la saggezza può arrivare non solo attraverso il pensiero astratto, ma anche attraverso i meandri più umoristici e sorprendenti dell'esperienza umana. E i filosofi, da quel momento in poi, avrebbero avuto un nuovo, profumato strumento nel loro arsenale concettuale.

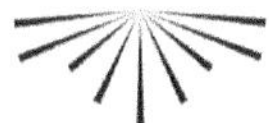

Nietzsche "Il peto è l'Übermensch"

Nietzsche, con la sua proverbiale passione per tutto ciò che è audace e sfacciato, avrebbe certamente visto nel peto una manifestazione sublime della volontà di potenza. "Il peto," avrebbe proclamato con un lampo negli occhi, "è la risata di Zarathustra che echeggia attraverso le valli e le montagne, un suono che sfida il cielo stesso!"

Immaginate Nietzsche, in piedi su una rupe ventosa, meditando sulla condizione umana, quando un peto casuale gli fornisce l'ispirazione per un nuovo capitolo. "Ecco!" esclama. "Questo peto è il vero spirito di ribellione, una sfida lanciata in faccia all'oppressiva serietà della società!"

Per Nietzsche, ogni peto sarebbe stato un atto di affermazione della vita, una celebrazione dell'esistenza nella sua forma più pura e indomita. "Il peto è l'antitesi della debolezza, un'espressione pura della forza vitale che scorre in noi," avrebbe scritto con fervore. "Chi si libera con un peto, si libera dalle catene dell'ordine imposto e dalla tirannia dell'etichetta."

E, in una delle sue lettere meno conosciute, forse avrebbe persino suggerito: "Il peto è come la musica dell'esistenza, una melodia che, sebbene non sempre gradevole, è sempre autentica. È l'Übermensch che si esprime in modo inaspettato, rifiutando di essere confinato dalle norme borghesi."

In ogni discussione filosofica, un peto sarebbe stato per Nietzsche un simbolo di forza, un rifiuto di sottomettersi al silenzio imposto dalla mediocrità. "Siate forti, siate audaci, siate come il peto!" avrebbe esortato i suoi seguaci. "Sfidate l'aria stantia del conformismo con la vostra presenza fragorosa!"

E così, nel grande libro della filosofia nietzschiana, il peto avrebbe trovato il suo posto di diritto come un fenomeno che non solo rompe il silenzio, ma anche le catene dell'ordinario, spingendoci a vivere con una gioia e una libertà che solo l'autentica espressione di sé può fornire.

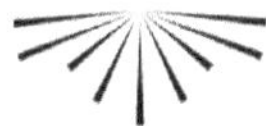

In questo affascinante viaggio attraverso la storia del pensiero, il peto emerge non solo come un fenomeno fisico, ma come un simbolo potente, una metafora dell'esistenza umana nella sua forma più cruda e autentica. In ogni epoca e in ogni corrente filosofica, il peto si impone come un argomento di riflessione, un ricordo che, nonostante tutte le nostre aspirazioni, discussioni e teorie, siamo sempre e inevitabilmente ancorati alla realtà terrena e alle sue esigenze più umili.

Così, mentre proseguite nella vostra lettura,

lasciatevi ispirare da questi giganti del pensiero. Forse, la prossima volta che vi troverete a contemplare la natura dell'universo o i misteri della vita, un peto potrebbe offrirvi quella scintilla di ispirazione, quel momento di illuminazione che cercavate. E chissà, forse un giorno, i peti stessi saranno oggetto di convegni filosofici, trattati con la stessa serietà e rispetto accordati ai concetti più elevati.

CAPITOLO VII: PETOMANI DA RECORD

Campioni olimpici del mondo flatulento

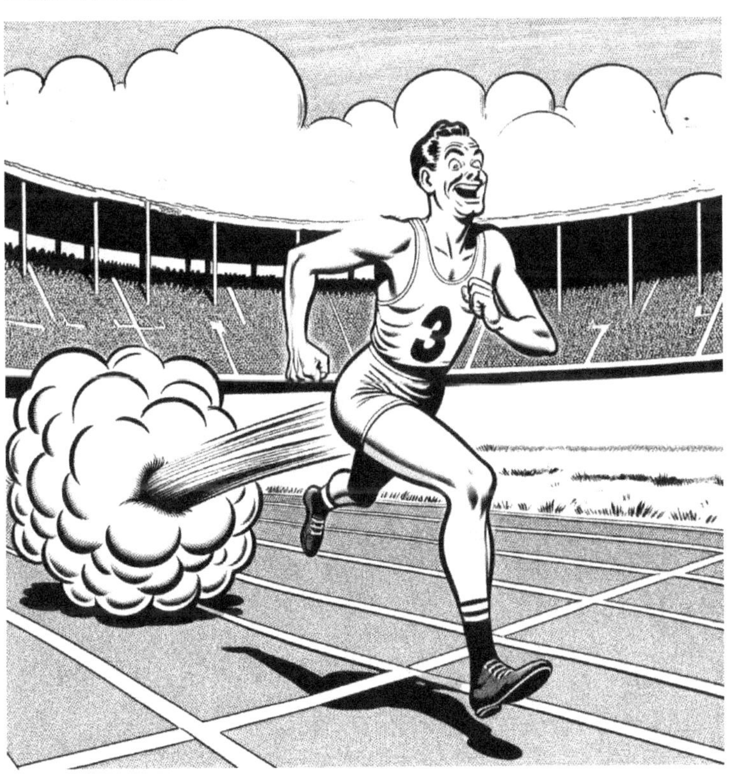

In questo capitolo, ci immergiamo nel glorioso mondo dei petomani da record, veri e propri atleti olimpici del mondo flatulento. Questi eroi, con le loro prodezze da Guinness dei primati, hanno elevato il peto da semplice funzione biologica a un'arte performativa di alto livello.

Uno dei nomi più celebri in questo ambito è senza dubbio Joseph Pujol, meglio conosciuto come "Le Pétomane". Nella Parigi di fine '800, Pujol incantava le folle con la sua straordinaria abilità di controllare i muscoli del suo intestino, esibendosi in veri e propri concerti flatulenti. Il suo repertorio andava dalle semplici melodie a vere e proprie tempeste sonore, guadagnandosi l'ammirazione di un pubblico che andava dal comune cittadino a nobili e persino a membri della famiglia reale.

Ma la leggenda di Le Pétomane non è un caso isolato. Nel corso degli anni, altri audaci petomani hanno calcato le scene, ciascuno con il proprio stile unico e inconfondibile. C'è stato, ad esempio, il misterioso "Signor X", noto per la sua abilità di suonare note singole con una precisione da tiratore scelto, trasformando ogni peto in una dichiarazione musicale.

E poi c'è "La Regina del Rumore", una donna che ha dimostrato che il mondo dei peti non è solo un dominio maschile. Con le sue esibizioni, ha sfidato ogni stereotipo, portando eleganza e grazia in un'arte spesso considerata rozzo e volgare. La sua firma? Un finale esplosivo che lasciava il pubblico in un misto di shock e ammirazione.

I record flatulenti

Nel mondo dei petomani da record, ci sono alcune figure leggendarie che hanno elevato l'arte del peto a livelli stratosferici. Uno di questi eroi flatulenti è

Bernard Clemmens di Londra, che detiene il record per il peto più lungo mai registrato, un'impresa epica che è durata esattamente due minuti e quarantadue secondi. Immaginatevi l'atmosfera durante quel momento storico: Bernard, in piedi, con un'espressione di concentrazione degna di un atleta olimpico, mentre il tempo passa e il pubblico assiste in un misto di stupore e incredulità.

Ma non finisce qui. Un altro illustre campione, Paul Hunn, ha fatto eco nella storia dei peti con un peto che durò due minuti e ventidue secondi.

Nel mondo dei petomani professionisti, alcuni nomi sono entrati nella storia per le loro eccezionali abilità. Tra questi, il più famoso è senza dubbio il già citato Joseph Pujol, meglio conosciuto come "Le Pétomane". Pujol, un panettiere di Marsiglia, scoprì la sua insolita abilità mentre nuotava, quando sentì acqua fredda penetrare nel suo retto. Sviluppò poi l'abilità di "inalare" o muovere aria nel suo retto e di controllarne il rilascio con incredibile precisione.

La sua popolarità crebbe rapidamente, e presto si esibì al Moulin Rouge di Parigi nel 1892, diventando una delle attrazioni più pagate del periodo. Il suo repertorio includeva effetti sonori di cannonate, tempeste e persino la capacità di suonare "La Marseillaise" e "'O Sole Mio" con un'ocarina collegata a un tubo di gomma inserito nel suo retto.

Un altro artista degno di nota è stato Roland the Farter, un menestrello di corte del re Enrico II d'Inghilterra nel XII secolo. Roland eseguiva una danza che si concludeva con una dimostrazione di flatulenza pubblica durante i festeggiamenti natalizi. Le sue abilità gli guadagnarono un maniero e oltre 100 acri di terra, anche se più tardi un re successivo, disgustato dal suo "talento", gli revocò la proprietà.

Nell'era moderna, Paul Oldfield, meglio conosciuto come Mr. Methane, si è fatto un nome come flatulista professionista dal 1991. Nonostante le molteplici apparizioni televisive, esibizioni in festival e registrazioni di album, Oldfield ha rilevato che il suo lavoro si è ridotto con la diffusione della cultura internet, che permette alle persone di guardarlo su YouTube.

Immaginate le competizioni di peti, dove questi audaci artisti di tutti i tempi si preparano come atleti prima di una gara. L'aria è carica di aspettativa mentre il pubblico attende in silenzio. E poi, quando inizia l'azione, è un trionfo di suoni e, beh, aromi, che lascia il pubblico tra lo sbalordito e l'ammirato.

Questi record non sono solo un testamento alla capacità umana di superare i limiti, ma sono anche una celebrazione dell'umorismo e della leggerezza. In un mondo che a volte si prende troppo sul serio, questi petomani da record ci ricordano che è importante ridere di noi stessi e delle piccole, ma esilaranti, parti della vita.

I loro nomi saranno ricordati non solo nei libri di record, ma anche nei cuori di tutti coloro che apprezzano una buona risata e la straordinaria capacità del corpo umano di sorprendere e, a volte, di divertire. E così, mentre riflettiamo su queste gesta eroiche, non possiamo fare a meno di sorridere e di sentirci un po' più leggeri, ricordandoci che, in fondo, un buon peto può essere davvero un'opera d'arte.

Il peto nel XXI Secolo: Una nuova era di sfide

L'era dei social media ha aperto nuove, incredibili opportunità per i petomani da record. YouTube, TikTok e Instagram sono diventati i nuovi palcoscenici dove questi artisti possono condividere le loro prodezze con un pubblico globale. Immaginate, un giorno state scorrendo il feed di Instagram e, invece delle solite foto di cibi e tramonti, vi imbattete in un video di un petomane che esegue la Quinta Sinfonia di Beethoven con una precisione flatulenta che avrebbe fatto impallidire lo stesso Ludwig.

O pensate a YouTube, dove tutorial di petomani con milioni di visualizzazioni insegnano le tecniche per controllare e modulare i propri gas intestinali. "Benvenuti nel mio canale, oggi vi mostrerò come eseguire il 'Peto Crescendo' e il 'Rilascio Diminuendo'." I commenti sotto il video sono un misto di ammirazione, incredulità e una buona dose di umorismo.

E poi c'è TikTok, la terra delle sfide virali, dove i petomani partecipano a gare di peti su note di canzoni famose. #FartChallenge diventa un trend, con persone da tutto il mondo che cercano di superare l'ultimo record di durata o musicalità. "Questa settimana nella #FartChallenge, vediamo chi può eseguire il miglior peto su 'Despacito'!"

In questo nuovo mondo, i petomani da record non sono solo artisti, ma anche influencer. Condividono non solo i loro talenti, ma anche aneddoti della loro vita, consigli su come mantenere un intestino sano, e persino ricette per cibi che "aiutano" nelle loro performance. "Oggi nella mia cucina, vi mostrerò come preparare il mio famoso 'Chili da Concerto', il segreto dietro il mio incredibile range flatulento."

In questo modo, l'arte del peto, un tempo relegata agli angoli più oscuri dell'intrattenimento, ha trovato una nuova vita nell'era digitale. È diventata un fenomeno culturale che attraversa le barriere, unisce le persone in una risata condivisa e dimostra che, nonostante tutto, un buon peto ha ancora il potere di sorprendere, divertire e, in alcuni casi, persino ispirare.

CAPITOLO VIII: IL FUTURO DEI PETI

Innovazioni e rivoluzioni flatulenti

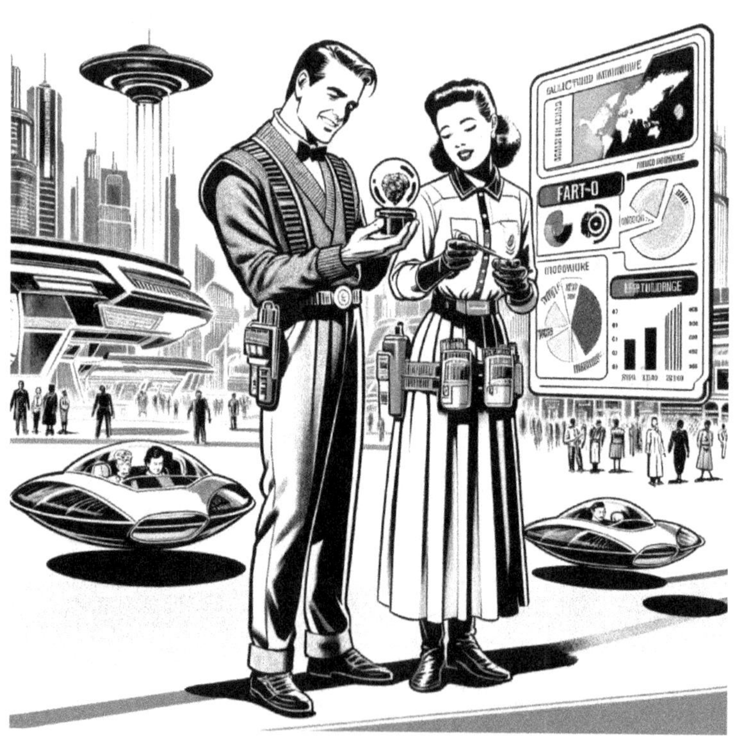

Benvenuti al capitolo che guarda al futuro, un futuro dove i peti non sono solo una fonte di imbarazzo o di risate, ma un campo fertile per l'innovazione e, osiamo dire, per il progresso umano. Immaginate un mondo dove il peto non è più un tabù, ma un fenomeno celebrato, studiato, e magari anche utile!

Tecnologia petorica: L'ascesa dei sensori di peto

Nel futuro radioso della tecnologia petorica, i sensori di peto diventano degli indispensabili compagni di vita, offrendo non solo analisi dettagliate ma anche consigli personalizzati per il benessere intestinale. Immaginate la vostra toilette intelligente che, con un tono educato e un po' troppo entusiasta, vi comunica i risultati del vostro ultimo sforzo: "Ottimo lavoro, John! Il tuo peto ha un'ottima composizione di metano oggi. Hai considerato di partecipare alla nostra iniziativa di energia rinnovabile peto-alimentata?"

Le app per smartphone si trasformano in veri e propri allenatori personali per la salute intestinale. Con ogni peto, guadagnate punti, sbloccate livelli e ricevete medaglie virtuali. "Hai sbloccato il livello 'Peto Melodico'! Prossima sfida: 'Peto Silenzioso ma Mortale'." Le classifiche online diventano competitive quanto quelle dei videogiochi, con utenti di tutto il mondo che si sfidano per il titolo di "Peto d'Oro".

E non è tutto. La moda si adegua a questa nuova era con abiti che non solo nascondono l'odore ma lo trasformano. La tua giacca preferita ora ha un filtro incorporato che trasforma ogni peto in una fragranza di rosa o vaniglia. "Ti piace il mio nuovo profumo? È 'Essenza di Peto Primaverile'."

In ambito professionale, le riunioni di lavoro vedono l'introduzione di "pause peto", dove i partecipanti possono liberamente rilasciare i loro gas senza timore di giudizio. "Prima di procedere con l'ordine del giorno, facciamo una breve pausa peto. Ci rivediamo tra cinque minuti."

Nel settore dell'intrattenimento, i talent show si arricchiscono di nuove categorie. "E con un peto che ha raggiunto i 120 decibel, il vincitore del 'Peto's Got Talent' di quest'anno è...!"

E per i viaggiatori spaziali? Tute spaziali dotate di sistemi di raccolta dei peti per riciclare e riutilizzare ogni prezioso gas. "Attenzione, equipaggio, si prega di petare nelle tute prima di ogni passeggiata spaziale per ottimizzare i sistemi di supporto vitale."

In questo futuro dove il peto è elevato da semplice funzione biologica a risorsa preziosa e motivo di orgoglio, la vita diventa un'avventura olfattiva e sonora unica, una celebrazione della nostra umanità in tutte le sue forme, anche quelle più rumorose e profumate.

Il peto come fonte di energia: Una rivoluzione verde

Nel futuro brillante e sostenibile, l'idea di trasformare i peti in una fonte di energia rinnovabile non è solo una fantasia divertente, ma potrebbe diventare una realtà rivoluzionaria. Immaginate scienziati e ingegneri che si affrettano nei loro laboratori, esaminando con attenzione ogni sfumatura dei gas intestinali per sbloccare il loro potenziale energetico nascosto.

Le stazioni di ricarica petorica potrebbero diventare una norma in ogni casa. "Caro, hai caricato l'auto oggi?" "Non ancora, ma sto per andare a cena con i ragazzi. Sarà carica a pieno entro mezzanotte!" Le famiglie potrebbero competere per vedere chi può generare più energia, trasformando ogni pasto in una missione per la sostenibilità. "Mamma, posso avere un'altra porzione di fagioli? Devo battere il record di papà!"

Le aziende potrebbero introdurre "spazi petorici" dove i dipendenti possono contribuire in modo produttivo all'energia dell'ufficio. Le riunioni mattutine inizierebbero con un "briefing energetico". "Prima di iniziare, tutti in piedi per il nostro esercizio quotidiano di ricarica!"

E non dimentichiamo le implicazioni per il fitness. Le palestre potrebbero offrire corsi speciali incentrati su alimenti che massimizzano la produzione di gas. "Iscrizioni aperte per il nostro nuovo corso di yoga: 'Posizioni che potenziano il peto'."

Anche i viaggi potrebbero essere rivoluzionati. Le compagnie aeree potrebbero offrire sconti ai passeggeri che contribuiscono alla ricarica in volo. "Signore e signori, benvenuti a bordo. Se desiderate partecipare al nostro programma 'Miglia Petoriche', per favore attivate i sensori sul vostro sedile."

In questo mondo, i peti non sono più visti come imbarazzi passeggeri, ma come preziose risorse, un simbolo del nostro impegno per un futuro più verde. E mentre ci muoviamo verso questo futuro profumato e sostenibile, ricordiamo che il cambiamento può venire dalle fonti più inaspettate, a volte con un leggero rombo e una scia di innovazione.

CONCLUSIONE

Eccoci giunti al gran finale di questo viaggio scoppiettante attraverso l'affascinante mondo delle scoregge. Un viaggio avvincente dall'antichità ai giorni nostri, tra riflessioni filosofiche, innovazioni tecnologiche, trasgressioni artistiche e inevitabili fragorose risate.

In questo saggio semiserio ci siamo immersi a pieno nei misteri della Fisica dei peti, abbiamo annusato i loro fragorosi sviluppi nella Storia, e soprattutto abbiamo compreso che questo sottovalutato fenomeno racchiude mille sfumature sociali, culturali e persino spirituali.

Il peto è il grande incompreso della cultura moderna:

deriso e ghettizzato, eppure così universale e umano. Tutti ne produciamo, ogni giorno, eppure fingiamo che non esistano, contribuendo a perpetuarne il tabù.

Ma in realtà le scoregge sono parte integrante dell'esperienza umana. Basti pensare alla figura di quell'artista di avanspettacolo, Le Pétomane, capace di "suonare" melodie celestiali con il solo utilizzo del suo didietro. O a film cult come "Blazing Saddles", in cui i peti rivestono un ruolo fondamentale per cementare l'unione e la coesione di gruppo.

Sì, perché questi apparentemente volgari rumori intestinali sono in realtà un linguaggio universale che mette in relazione le persone nel segno del più genuino umorismo. Come scriveva il filosofo Fichte: "Lo scoreggio è il sorriso dello spirito".

E forse il futuro ci porterà verso una società finalmente liberata dal tabù del peto, dove questo verrà esibito e apprezzato in tutta la sua fragorosa bellezza. Un mondo in cui la sonora pernacchia di un peto verrà accolta come un tenero pargoletto da coccolare. Dove potremo misurare la nostra intimità coi nostri simili in base al numero di scoregge ci siamo scambiati.

Un futuro certamente più rilassato, spontaneo e meno inibito. Dove non ci vergogneremo più della nostra natura mortale e i nostri inevitabili processi metabolici, ma li accetteremo di buon grado. Come scrisse Shakespeare: "Scoreggia chi non teme di lasciare questa valle di lacrime".

E allora, mentre chiudiamo il nostro viaggio qui, non ci resta che unirci in una fragorosa standing ovation a questo nobile ma incompreso gesto. Viva i peti, viva l'Allegria dello Spirito!

E ricordate, ogni peto è un promemoria che siamo legati gli uni agli altri nell'assurdità sublime dell'esistenza. Quindi accogliamoli collettivamente, ridevamo assieme dei loro schiamazzi. Perché senza umorismo, senza amare le nostre sbavature mortali, restiamo degli spiriti orribilmente seriosi.

RINGRAZIAMENTI

Cari e fedeli lettori, eccoci giunti al termine di questa avventura odorosa, una saga che ha navigato attraverso le turbolente acque della flatulenza con il coraggio di un esploratore e la grazia di un ballerino di tango intestinale.

Prima di tutto, devo un ringraziamento speciale a quella magnifica cavalcata di legumi, cavoli e cibi fermentati, senza i quali questo libro sarebbe stato solo un'insipida zuppa letteraria. Ogni fagiolo, ogni cavolo ha dato il suo contributo melodico, creando l'orchestra che ha accompagnato la stesura di ogni pagina.

Ai miei amici e familiari, eroi silenziosi di questa avventura, che hanno sopportato con stoica resistenza e spesso con il naso turato, le mie incessanti esercitazioni pratiche. Grazie per non avermi mai abbandonato, anche quando l'aria diventava... densa.

Un caloroso grazie anche ai petomani storici e contemporanei, quei Mozart della flatulenza che con la loro arte hanno dimostrato che un peto può essere molto più di un semplice atto biologico. Grazie per aver sollevato questo umile fenomeno a nuove, inaspettate altezze culturali.

Ai miei editori, intrepidi pionieri del peto letterario, che hanno avuto il coraggio di pubblicare un'opera che esplora i confini meno esplorati dell'umanità. La vostra fede nel potere espressivo e rivoluzionario del peto è stata la bussola che ha guidato questo viaggio.

E, naturalmente, a voi, magnifici lettori, che avete scelto di intraprendere questo viaggio profumato con me. Che siate arrivati qui per curiosità, per una risata o per un interesse accademico verso l'arte del peto, vi ringrazio per aver condiviso questo percorso. Il vostro supporto e il vostro entusiasmo sono stati il vento sotto le ali di questo progetto.

Nel corso di questo libro, abbiamo riso insieme, abbiamo esplorato insieme, e forse, in qualche momento, abbiamo anche arricciato il naso insieme. Ma, soprattutto, abbiamo celebrato insieme un aspetto dell'esistenza umana che, sebbene spesso ignorato o sminuito, è intrinsecamente legato alla nostra natura.

E così, mentre chiudiamo questa pagina dell'annale flatulento, ricordiamoci che nella vita, come nei peti, c'è sempre spazio per un po' di leggerezza. Che i peti contino a ispirare, a unire, e sì, anche a divertire. E che, in ogni soffio di vento, possiamo trovare un motivo per sorridere e per apprezzare la meravigliosa complessità dell'essere umano.

Grazie per aver condiviso con me questo viaggio. Che i vostri giorni siano sempre pieni di risate e che i vostri peti siano sempre... espressivi.

Con affetto e un pizzico di malizia,

Aristide Esplosivo

APPENDICE A

Le flatulenze nella cultura POP

I peti hanno recentemente invaso anche il grande schermo, con una serie di memorabili cameo in celebri film e serie TV che li hanno fatti entrare di prepotenza nell'immaginario pop.

Uno dei primi ruoli di rilievo fu in "Memento" del 2001, quando il protagonista Leonard si lascia sfuggire un peto mentre è al telefono, convinto che l'interlocutore non possa sentirlo. La scoreggia imprevista introduce un elemento di comico e autoironia in un film altrimenti tetro e cerebrale.

Ancora più notevole la comparsa della scoreggia nel film cult "Mezzogiorno e mezzo di fuoco " del

1974. In una scena esilarante, un gruppo di cowboy attorno a un falò si lascia andare a una sonora gara di peti, cercando di superarsi in lunghezza, tono e intensità delle emissioni. Una rara celebrazione cinematografica della scoreggia, che contribuì a sfatare qualche tabù.

Ma è con l'avvento delle serie TV che il peto conquista definitivamente le produzioni mainstream. In parallelo con una generale deriva demenziale della comicità, show di successo planetario come South Park e American Dad si sono contraddistinti per l'uso abbondante di scoregge a fini umoristici.

Personaggi come Eric Cartman di South Park sono ormai indissolubilmente legati all'immagine dello scoreggiatore seriale, mentre intere puntate ruotano attorno a peti imprevisti o gare tra scoreggiatori. Il peto è stato sdoganato e promosso a forma d'arte comica.

Ma la vera consacrazione mediatica arriva con il

film d'animazione "Shrek" del 2001. L'adorabile orco verde dal cuore tenero diverrà immediatamente una icona pop proprio grazie alla sua indole scoreggiatrice e ruttante, in aperto contrasto con le favole edulcorate della Disney. Un trionfo di scoregge e rutti disgustosi che il pubblico, soprattutto infantile, ha decretato un successo strepitoso.

In definitiva quella che era vista come una pratica triviale e volgare è oggi sdoganata e celebre anche nel mondo patinato di Hollywood. Con buona pace di chi storce ancora il naso: le scoregge sono entrate di prepotenza nell'immaginario collettivo contemporaneo.

APPENDICE B

Un flatulento omaggio poetico

Oh peto, aria audace, gioia del ventre,

Nascosto, silente, poi libero e ardente.

Nel buio tu risuoni, un'eco festosa,

Nel silenzio tu esplodi, forza misteriosa.

Con eleganza ed arte, tu danzi nell'aria,

Un balletto di note, melodia straordinaria.

Tra risate e sorrisi, un coro s'innalza,

Il tuo canto, un inno, nell'etere s'abbraccia.

Così peto, tu sei, spettacolo senza pari,

Nel teatro della vita, attore non ordinario.

In ogni tuo soffio, un'opera d'arte,

Celebriamo te, peto, con rispetto e con parte.

Tu viaggi nel vento, messaggero leggero,

Di pasti condivisi, serate in festa vero.

Dal più umile al nobile, nessuno escluso,

Nel tuo passaggio, tutti siamo inclusi.

Così, in questa ode, ti celebro con ardore,

Peto, amico fedele, di ogni età e colore.

Nella vita un piccolo segno, ma sempre sincero,

Tu, peto, sei il re, del regno del vero.

ALTRI NOSTRI SUCCESSI

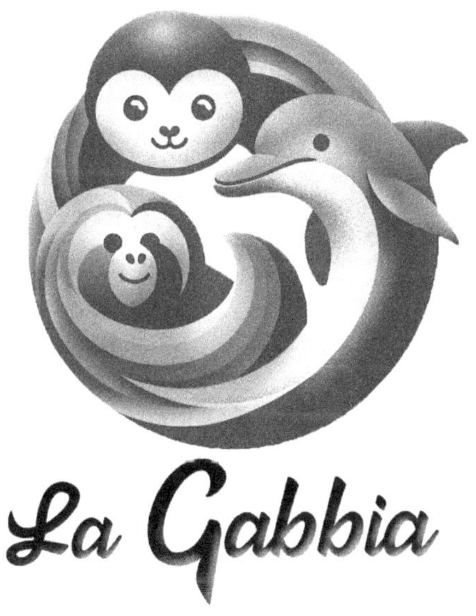

Vieni a trovarci su
www.lagabbia.eu

Il mio rutto libero

Prof. Aristide Esplosivo

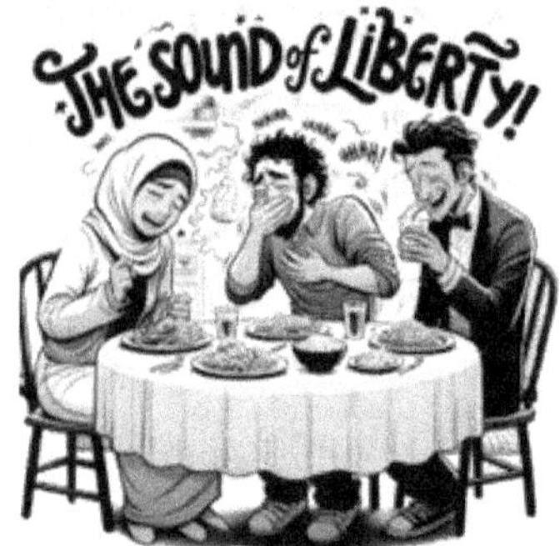

Una risata liberatoria che risuona tra le pagine di un saggio sulla società e il costume. Un'esplorazione arguta e sarcastica di un fenomeno che rimane uno degli ultimi tabù. Dagli annali della storia agli angoli più remoti della cultura pop, dalla scienza alla filosofia e oltre.

Non si tratta di un'apologia dell'indelicatezza, ma di un omaggio alla sincerità del corpo, all'ingenuità delle nostre origini, e un'ode alla semplicità in un mondo complesso.

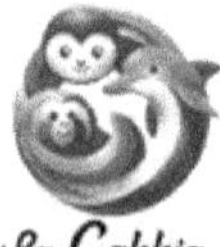

La Gabbia

www.lagabbia.eu

NON SONO STATO IO!

LE RAGIONI PERCHÉ NON È MAI MAI MAI COLPA TUA

Dott.ssa Martina Valore

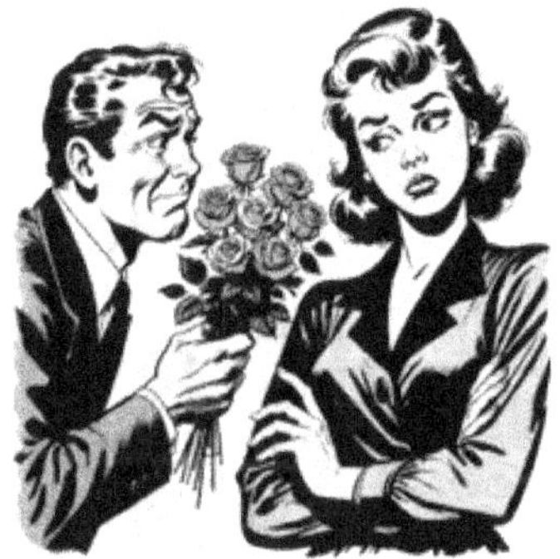

Da millenni, l'umanità ha perfezionato l'arte di evitare la colpa, un'abilità che ha raggiunto il suo apice nell'era moderna. Esploreremo le scuse più creative, le giustificazioni più intricate e le tattiche di deresponsabilizzazione più ingegnose mai concepite dall'uomo.

Un viaggio attraverso le scuse più famose, le strategie per evitare doveri e le tecniche di navigazione sociale che vi permetteranno di uscire sempre puliti, indipendentemente dalle circostanze.

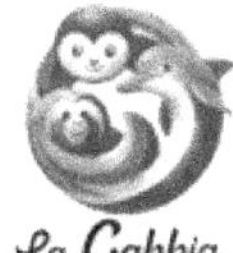

www.lagabbia.eu

La sfiga è dietro l'angolo:

Invasioni acustiche
DAL MICROFONO AL MISFATTO

Orfeo Vox

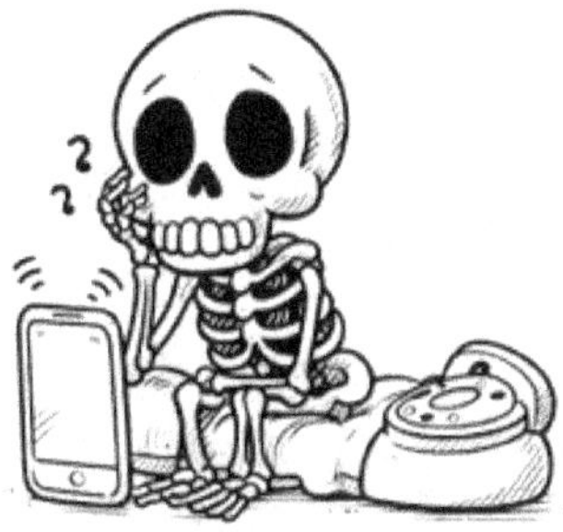

Una discesa irriverente nell'abisso sonoro che abbiamo tutti imparato a temere e tollerare: il messaggio vocale interminabile.
Se vi siete mai trovati a pregare per la sintesi mentre ascoltate un messaggio vocale che sembra non finire mai, o se avete mai considerato di mettere il telefono in modalità aereo pur di evitare un'altra maratona acustica, questo libro fa per voi. Preparatevi a ridere, sospirare, e vedere i messaggi vocali sotto una luce completamente nuova.

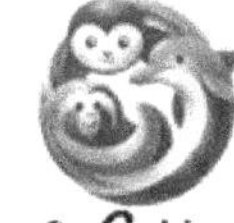

www.lagabbia.eu

Il sale aggiusta tutto, forse pure te!

RICETTE PER CHI HA DATO FUOCO ALLA CUCINA

Santi Merluzzi

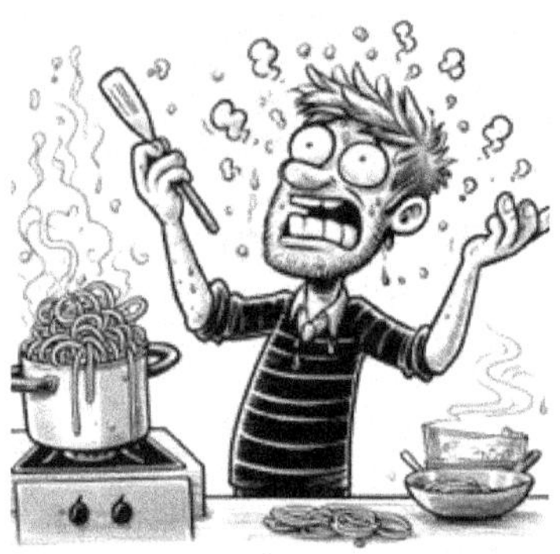

La cucina, quel regno misterioso dove gli ingredienti entrano e… beh, a volte, non ne escono proprio come ci aspettavamo. Ma non temere, aspirante cuoco! Santi Merluzzi, il nostro goliardico guida gastronomica, è qui con la sua penna magica e il suo mestolo incantato per trasformare le tue catastrofi culinarie in trionfi del gusto.

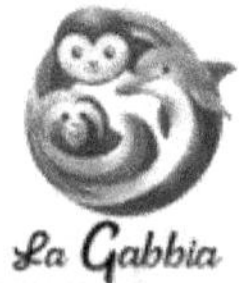

www.lagabbia.eu

Altri titoli de "La Gabbia"

Seguici su: